Christine Seidel

DEIN HERZ HEILT

Christine Seidel

♥

DEIN HERZ HEILT

Wie energetische Techniken bei Traumatisierung und alten Verletzungen helfen können

mvgverlag

Bibliografische Information der Deutschen Nationalbibliothek
Die Deutsche Nationalbibliothek verzeichnet diese Publikation in der Deutschen Nationalbibliografie. Detaillierte bibliografische Daten sind im Internet über http://d-nb.de abrufbar.

Für Fragen und Anregungen
info@mvg-verlag.de

Wichtiger Hinweis
Dieses Buch ist für Lernzwecke gedacht. Es stellt keinen Ersatz für eine individuelle medizinische Beratung dar und sollte auch nicht als solcher benutzt werden. Wenn Sie medizinischen Rat einholen wollen, konsultieren Sie bitte einen qualifizierten Arzt. Der Verlag und der Autor haften für keine nachteiligen Auswirkungen, die in einem direkten oder indirekten Zusammenhang mit den Informationen stehen, die in diesem Buch enthalten sind.

Originalausgabe
1. Auflage 2023

Türkenstraße 89
D-80799 München
Tel.: 089 651285-0
Fax: 089 652096

Redaktion: Ralf Lay
Umschlaggestaltung: Pamela Machleidt
Umschlagabbildung: Shutterstock/Lantica
Satz: Müjde Puzziferri, MP Medien, München
Druck: CPI books GmbH, Leck
Printed in the EU

ISBN Print 978-3-7474-0480-5
ISBN E-Book (PDF) 978-3-96121-869-1
ISBN E-Book (EPUB, Mobi) 978-3-96121-870-7

Inhalt

Einführung 9

TEIL I
Wozu energetische Arbeit gut ist 13

Energetische Techniken – was ist das? 14
Unser feinstofflicher Körper 16
Übung: Erster Kontakt mit Chakren 19
Übung: Kontaktaufnahme mit dem höheren Selbst 30
Energetische Techniken unterstützen die Traumatherapie – Gehirnwellen, Quantenphysik und Materie 33
Die neue Erde – die energetischen Veränderungen in der heutigen Zeit . . . 47
Kollektive Felder und ihre Einflüsse auf jeden Einzelnen 62
Kleine Waldbaden-Übung 71
Übung: Der kinesiologische Ringtest 73
Übung: Sich von kollektiven Angstfeldern entkoppeln 74
Lichtvolle Helfer – Engel, Sternenrassen und Co 76
Übung: Kontaktaufnahme mit den plejadischen Boten des Lichts 80
Übung: Kontaktaufnahme mit den arkturianischen Boten des Lichts 81

TEIL II
Wer heilt, hat recht – die energetische Arbeit in der Traumatherapie 83

Innere Stimmen, eigene und fremde Anteile 86
Übung: Identifizieren innerer Anteile 90
Übung: Eine innere Stimme identifizieren 99
Glaubenssätze erkennen und auflösen 100
Übung: Auflösung negativer Glaubenssätze 107
Übung: Positive Glaubenssätze kreieren und verankern 111

Energetische Verträge und Verstrickungen – mit Eltern, Kindern, Partnern, im Business ... 115

Übung: Verträge auflösen 119

Übung: Die Trennung energetischer Verbindungen 128

Manifestieren – das reicht oft nicht! 129

Übung: Anleitung zur Manifestation 135

Karma 137

Übung: Behindert dich negatives Karma? 145

Übung: Hawaiianisches Vergebungsritual 147

Übung: Karma-Auflösung mit Serapis Bey 150

Ahnenheilung: Ein wichtiger Puzzlestein auf dem Heilungsweg 151

Heilungsübung mit den AhnInnen 153

Übung: Heilung der Ahnen durch die Göttliche Zentralsonne 155

Reinigung und Schutz 157

Übung: Reinigungsgebet 159

Übung: Mit der violetten Flamme arbeiten 160

Übung: Schutz durch die violette Flamme 161

Übung: Reinigung mit der violetten Flamme 162

Übung: Unterstützung durch Düfte und Essenzen 166

Übung: Das eigene Heim schützen 171

TEIL III

Tägliche Routine für Schutz, Reinigung und Schwingungserhöhung 175

Morgenritual mit Übungsvorschlägen 177

Atemübung für den morgendlichen Einstieg 178

Die Erdungsübung 178

Übung: Der »normale« Schutzmantel 180

Übung: Der arkturianische Schutzmantel 182

Übung: Der blaue Lichtkegel der Arkturianer 183

Übung: Der interdimensionale Lichtkegel der Plejadier 184
Abendritual mit Übungsvorschlägen 185
Übung: Die Sonnendusche. 185
Übung: Kleines Dankbarkeitsritual 186
Übung: Ich atme Liebe ein 189
Tipps und eine Übung zur Schwingungserhöhung 190
Übung: Die Verbindung zur Göttlichen Zentralsonne und zur Plasmasonne der Erde 194

TEIL IV
Dein Herz heilt! 199

Warum die bewusste Heilung des Herzens die Heilung von Trauma unterstützt 200
Übung: Zur Herzheilung. 203
Bahnbrechende Erfahrungsberichte meiner Klienten mit der Übung zur Herzheilung 204
Übung: Tibetisch-buddhistische Herzöffnungsmeditation. 212
Herz, Psyche und Herzfrequenzvariabilität 215
Übung: Die Meditation der liebenden Güte - Metta. 222
Das Herzchakra 226
Übung: Die Kobra (Asana) 228
Übung: Die Lotus-Mudra 229
Übung: Die Herzchakra-Aktivierungsmeditation 230
Übung: Herzreinigung mit der violetten Flamme. 236
Resümee: Dein Herz heilt 238

Dank 241
Verwendete und weiterführende Literatur 245
Anmerkungen. 247
Über die Autorin. 253

Einführung

Liebe Leserin, lieber Leser,

vielleicht hast du mein letztes Buch *Wenn die Seele nicht heilen will. Wie alte Verletzungen zu (Re-)Traumatisierung führen können und wie man sie überwindet*[1] gelesen. Du fragst dich nun bestimmt, was es mit diesem neuen Buch auf sich hat. Im letzten habe ich über die neurobiologischen Grundlagen meiner Arbeit geschrieben, darüber, was Trauma mit dem Nervensystem macht und woran man erkennt, dass man traumatisiert ist. Dazu habe ich die wichtigsten Traumatherapiemethoden erklärt, Übungen für zu Hause vorgestellt und ein umfangreiches Adressverzeichnis mit Hilfsangeboten für traumatisierte Menschen zur Verfügung gestellt. Ich sage noch immer bewusst zu jedem, der sich für mein letztes Buch interessiert: Wenn du es gelesen hast, weißt du Bescheid über Trauma und was es mit dir zu tun hat. Dieser Meinung bin ich heute noch: Ich denke, ich habe ein sehr gut lesbares Basisbuch für Betroffene geschrieben.

Warum nun dieses neue Buch? Energetische Techniken, was bedeutet das? Vielleicht fragst du dich auch, wie ich dazu komme, wo ich doch in meinem letzten Buch ganz deutlich gesagt habe, dass Trauma nur durch Traumatherapie wie Somatic Experiencing bearbeitet werden kann. Nun, tatsächlich ist das der Königsweg und die Grundlage für jegliche Traumalösung, ich kann damit viel im Leben der Betroffenen ins Positive bewegen. Doch oft reicht das nicht aus. Bei zahlreichen KlientInnen geht es nur damit allein nicht voran. Es müssen noch andere Dinge ausgeräumt werden. Diese sind jedoch oft energetischer Natur und gehören nicht zur klassischen Traumatherapie. Darüber möchte ich in diesem Buch schreiben, dich daran teilhaben lassen, sodass du vielleicht mit völlig neuen Augen auf dich, die Welt und deine Themen schaust, sich dir quasi ein neues Blickfeld eröffnet, das dir eine vollständigere Heilung ermöglicht. Dafür habe ich wieder viele Übungen zusammengestellt, die du zu Hause allein ausprobieren kannst.

Mir ist bewusst, dass ich mich mit diesem Buch aufs »Glatteis« begebe. Denn noch heute gilt leider das alte Paradigma: Wenn ich ein(e) gute(r) TraumatherapeutIn sein will, wenn ich ernst genommen werden möchte, dann darf ich so etwas (hellsichtige und energetische Arbeit) nicht benennen. Ich arbeite in meiner Praxis jedoch eben nicht nur rein neurobiologisch, mit anerkannten Traumatherapiemethoden, deren Funktionsweise zum Großteil über das Nervensystem gut erklärbar ist, sondern auch hellsichtig und energetisch. Das habe ich bisher kaum in der Öffentlichkeit benannt, einfach weil ich mich damit angreifbar mache. Ich könnte damit meinen guten Ruf verlieren; und so habe ich mich bisher nicht getraut, damit nach außen zu gehen. Dabei weiß ich, dass die besten TraumatherapeutInnen, die dieses Land zu bieten hat, auch oft spirituell sind und energetisch arbeiten. Auch sie behalten das häufig für sich.

Ich finde, es ist nun an der Zeit, dass sich das ändern darf, und habe beschlossen, mich jetzt zu trauen – mit allen Risiken. Denn eines wird mir immer klarer: Möchte ich in meinem Leben einen Schritt nach vorn tun, auch um anderen Menschen zu helfen, dann ist das immer ein Schritt aus meiner Komfortzone heraus in ein unbekanntes, nicht risikofreies Gebiet. Ich bin jetzt 52 Jahre alt, und ich denke, das ist ein Alter, in dem ich mich so zeigen darf, wie ich bin. Denn der Erfolg meiner Arbeit in meiner Praxis hat auch damit zu tun, dass ich hellsichtig Dinge schauen kann und damit ergänzend Infos bekomme zu KlientInnen, die ich sonst nicht hätte, und dass ich eben auch energetische und alternative Techniken einsetze. Auch wenn diese, wie gesagt, eine Traumatherapie nicht ersetzen können. Sie können sie jedoch effektiv ergänzen. Deshalb habe ich dieses Buch geschrieben.

Vielleicht ist dir schon aufgefallen, dass ich dich in diesem Buch duze, was im vorherigen nicht der Fall war. Ich habe mich dazu entschlossen, um dich persönlicher anzusprechen und mich mehr mit dir zu verbinden. Eben wie der Titel *Dein Herz heilt* schon sagt, um mehr Herz und Liebe in dieses Buch hineinzubringen. Denn Liebe, Verbindung und Kontakt heilen. Und so ist es mir eine Freude, in dieses Buch all meine Liebe und mein Wissen einfließen zu lassen, mich mit dir zu verbinden, dir die neuen Dimensionen energetischer Techniken zu eröffnen und dich mit den vielen Übungen noch eigenständiger zu machen. Denn das ist mein absoluter Ansatz: Ich möchte, dass meine KlientInnen und LeserInnen eigenständig zu Hause arbeiten können und so ihre eigene Selbstwirksamkeit erfahren, auch wenn das keine Einzeltherapie ersetzt. Ich will dich mit diesem Buch selbst ermächtigen! Denn gerade traumatisierte Menschen fühlen sich ihren Gefühlen und Lebensumständen oft hilflos ausgeliefert.

Wichtig: Dieses Buch ist ebenso für spirituell interessierte Menschen geschrieben, die nicht traumatisiert sind. Gerade die Techniken zur Reinigung, zum Schutz, zur Schwingungserhöhung und zur Abkopplung von kollektiven Angstfeldern sind ein wichtiger Begleiter in der aktuellen Zeitenwende und können dir helfen, diese besser zu meistern.

Wie immer gilt: Probiere die Übungen aus und fühle, ob sie dir guttun. Ist dir eine Übung unangenehm, dann lass sie weg, wähle eine andere und bau dir so dein einzigartiges Set aus energetischen Techniken zusammen, die nur für dich passen und dich in deinem Leben unterstützen.

Deine Christine Seidel

TEIL I

Wozu energetische Arbeit gut ist

Energetische Techniken – was ist das?

Alles ist Energie, unser menschlicher Körper genauso wie der Tisch, auf dem meine Tasse Kaffee steht. Wir sind Energie, und wir sind von Energie umgeben. Energie besteht aus Information und Schwingung. Das heißt, selbst mein Kaffeetisch ist nicht fest, hart und abgegrenzt, so wie ich ihn mit meinen Augen und meinen Händen wahrnehme, sondern er besteht ebenfalls aus Schwingung und sich bewegenden Teilchen. Energie als solches kann man als wirkende Kraft bezeichnen.

Alles ist Energie, diese unterscheidet sich nur durch ihre Schwingung. Folgende zwei Arten von Energien lassen sich unterscheiden: physikalische und feinstoffliche Energien. Die physikalische Energie besitzt die niedrigste Schwingung. Feinstoffliche Energie hat eine viel höhere Schwingung. So hat die Energie, die bei energetischen Techniken und Heilmethoden übertragen wird, eine deutlich höhere Frequenz als die Materie, auf die sie einwirkt, wie der Körper des Klienten.

Physikalische Energien sind naturwissenschaftlich erklärbar. Wir brauchen sie für unseren normalen Alltag. Physikalische Energie ist zum Beispiel nötig, wenn etwas in Bewegung gesetzt wird, so wie ein Zug, wenn man Essen warm macht oder Licht anknipst. Die älteste Energiequelle der Menschheit ist die Sonne, sie wärmt und gibt Licht. Die physikalische Energie kennzeichnet den Zustand eines Körpers, eines elektrischen oder magnetischen Feldes. So erzeugen selbst die kleinsten Teile unseres Körpers wie die Atome Elektrizität, die wiederum elektromagnetische, magnetische und elektrische Felder erzeugen. Im menschlichen Körper gibt es also jede Menge elektrische Teilchen, die Bewegung dieser Teilchen führt zu elektrischen Strömungen, so leiten Nerven ihre Signale in Form elektrischer Impulse weiter. Die Wirklichkeit ist also auf ihrer tiefsten Ebene nicht Materie, sondern Information.

Diese Felder befinden sich in einer permanenten Schwingung. Sie tauschen nicht nur innerhalb des Körpers Energien aus, sondern stehen auch im fortwährenden Austausch mit der Außenwelt, was wiederum bedeutet, dass sich alles durchdringt und ein ständiger Austausch zwischen uns und dem Außen stattfindet. Das heißt, wir können für uns positive Energien aufnehmen oder eben auch negative. Du kennst das vielleicht: Du bist mit einer Freundin unterwegs, und danach fühlst du dich erfüllt, genährt und bist in einer guten Stimmung. Oder du bist mit jemanden unterwegs und merkst danach, dass es dir nicht gut geht oder dass du schlimmstenfalls sogar Energie verloren hast. Denn das gibt es wirklich – Menschen, die uns Energie rauben. Diesen Menschen geht es mit unserer Energie besser, sie ernähren sich im wahrsten Sinne des Wortes davon, saugen uns aus.

Das habe ich selbst schon erlebt, einmal so schlimm, dass ich das Gefühl hatte, nach der Begegnung keinen Schritt mehr laufen zu können. Und das erlebe ich bei KlientInnen, die mir davon erzählen. Sie berichten dann von enormer Energielosigkeit, die durch medizinische Untersuchungen wie ein Blutbild oder einen Cortisoltest nicht erklärbar sind. Oft haben Menschen, die das betrifft, durchlässige Grenzen, und das ist bei einer Traumatisierung so gut wie immer der Fall. Deshalb sind traumatisierte Menschen auch anfälliger für Energieräuber und nehmen schneller negative Energien auf als solche mit gesunden Grenzen. Dazu kommen oft energetische Schnüre und Verträge zwischen den beteiligten Personen, die den Energieraub erst möglich machen. Wie man diese löst, erkläre ich in Teil II dieses Buches.

Um das genauer zu beleuchten, kommen wir jetzt zu den feinstofflichen Energien, mit denen in der Energiearbeit gearbeitet wird. *Fein-*

stoffliche Energie durchdringt Materie, auch unseren Körper. Sie bewegt sich schneller als Licht und wirkt in anderen Ebenen, anderen Raumzeiten als physikalische Energie. Der Quantenphysik zufolge kann feinstoffliche Energie zeitgleich in mehreren Ebenen existieren. Daher sind die Raum-Zeit-Gesetze für sie nicht anwendbar. So können feinstoffliche Energien an mindestens zwei Orten zugleich sein.

Feinstoffliche Energien lassen sich wissenschaftlich nicht messen und belegen, dennoch existieren sie. So haben wir neben unserem physischen auch einen feinstofflichen Körper. Dieser besteht aus Chakren, Meridianen, Nadis und einer Aura, die sich aus verschiedenen Energiekörpern zusammensetzt.

Unser feinstofflicher Körper

Die Chakren

Chakra bedeutet im Sanskrit so viel wie »Rad« oder »Kreis« (medial begabte Menschen, welche die Aura sehen können, beschreiben die Chakren als »Lotosblüten« in kreisender Bewegung, wodurch der Eindruck eines Rads entsteht). Chakren sind feinstoffliche Energiezentren. Sie sind trichterförmige Ausstülpungen des Ätherkörpers. Chakren nehmen aus ihrer Umgebung, aus dem Kosmos, von höheren Energiekörpern und aus anderen Quellen direkt oder über die Nadis (sehr feine Energiekanäle) feinstoffliche Energien auf. Diese transformieren sie in Frequenzen, die von den verschiedenen Bereichen des physischen Körpers oder den feinstofflichen Körpern für ihre Erhaltung und Entwicklung benötigt werden, und geben sie wiederum über

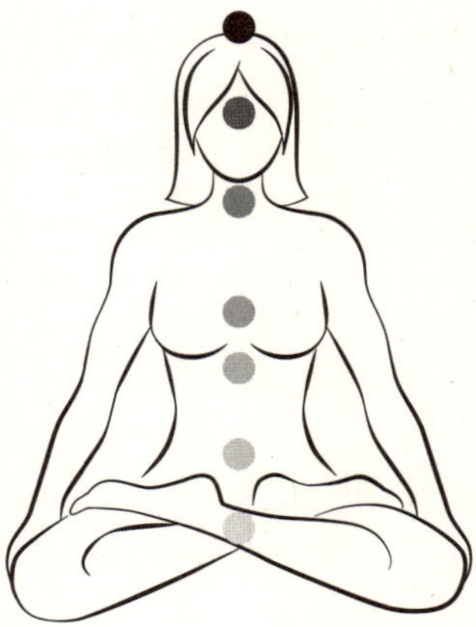

Die sieben Hauptchakren

die Nadis weiter. Des Weiteren können sie auch Energie in die Umgebung ausstrahlen.

Die meisten spirituellen Schulen gehen von sieben Chakren aus, mittlerweile gibt es aber Systeme mit zwölf Chakren und mehr. Der Einfachheit halber und um überhaupt eine Grundidee zu schaffen, übernehme ich das Konzept der sieben Chakren.

Chakra	Farbe	Körperbereich	Körperliche Aspekte	Themen
Erstes Chakra/ Wurzelchakra	Rot	Liegt am Damm zwischen Anus und den Geschlechtsorganen	Nieren und Nebennieren, Hüften, Haut, Dickdarm, Zähne, Nägel, Knochen, Füße, Beine	Sicherheit, Urvertrauen, Lebenswille, Überleben, Selbstvertrauen, Selbstwertgefühl, Freude am körperlichen Sein, Erdung

Chakra	Farbe	Körper-bereich	Körperliche Aspekte	Themen
Zweites Chakra/ Sakralchakra	Orange	Liegt unterhalb des Bauchnabels	Sexualorgane, Dünndarm, Blase, Becken, Teile der Nieren	Kreativität, Fortpflanzung, Sexualität, Sinnlichkeit, Lebensfreude
Drittes Chakra/ Solarplexus-chakra	Gelb	Liegt oberhalb des Bauchnabels	Fast sämtliche Verdauungsorgane, vegetatives Nervensystem	Macht, Willenskraft, Selbstkontrolle, Persönlichkeit, Verantwortung, emotionaler Ausdruck, Bindung
Viertes Chakra/ Herzchakra	Grün	Liegt in der Mitte der Brust auf Herzhöhe	Herz, Thymusdrüse, Lunge, Bronchien, Blut, Haut, Hände, oberer Rücken- und Brustbereich, Kreislauf	Liebe, Menschlichkeit, Mitgefühl, Lebensfreude, emotionale Heilung
Fünftes Chakra/ Halschakra	Himmelblau	Liegt am Kehlkopf	Schild- und Nebendrüsen, Zähne, Ohren, Hals, Mund, Speiseröhre, Luftröhre, Stimme, Halswirbel, Nacken, Schultern	Kommunikation, Inspiration, Wahrheit, Ehrlichkeit, Selbstreflexion, Selbstausdruck, Kunst, innere Stimme, Hellhören, Channeln
Sechstes Chakra/ Stirnchakra/ »Drittes Auge«	Indigoblau	Liegt zwischen den Augenbrauen über der Nasenwurzel	Augen, Hypophyse, Hormonsystem, Kleinhirn, Gesicht, Augen, Ohren, Nervensystem	Gedächtnis, logisches Denken, Konzentration, Intuition, Visualisieren, Hellsehen, Weisheit

Chakra	Farbe	Körperbereich	Körperliche Aspekte	Themen
Siebtes Chakra/ Kronenchakra	Weiß mit Gold und Violett	Liegt oberhalb des Schädels (Scheitels), über dem höchsten Punkt des Kopfes	Augen, Zirbeldrüse, Mittelhirn, gesamter Organismus	Transzendenz, absoluter Frieden, Spiritualität, Lebensaufgabe, Erleuchtung

Übung: Erster Kontakt mit Chakren

Hier eine kleine Übung für dich, die zum ersten spielerischen Kontakt mit deinen Chakren dient. In dieser Übung visualisierst du die Chakren nacheinander als Sonnen, dadurch geschieht eine Energetisierung und Heilung deiner sieben Energiezentren. Eventuelle Blockaden in den Chakren können dadurch gelöst werden. Nimmst du in deinen Chakren ein Gefühl der Enge, Verkrampfung oder Blockierung wahr, dann empfehle ich dir, diese Übung täglich zu machen und bei dem betroffenen Chakra fünf bis zehn Minuten in der Übung zu bleiben.

Ablauf:

- Setze dich an einen ruhigen Ort, und reguliere dich als Erstes durch deinen Atem. Nimm einige tiefe Atemzüge und sage dir: »Mit jedem Einatmen werde ich ruhiger und entspannter, mit jedem Ausatmen lasse ich alle Gedanken, Gefühle, alles, was so rumschwirrt in meinem Kopf, einfach los.« Mache dies einige Male, bis du merkst, wie dein Kopf zunehmend leerer und du ruhiger und entspannter wirst. Spüre deinen Körper und achte darauf, dass du im Hier und Jetzt bleibst.

- Erde dich jetzt durch deine Füße (siehe die »Erdungsübung« in Teil III dieses Buches) und vollziehe deinen Auraschutz (siehe den Abschnitt »Der »normale« Schutzmantel« in Teil III).
- Nun kannst du mit der eigentlichen Übung beginnen – deine Chakren zu heilen und zu energetisieren. Dabei gehst du nacheinander deine Chakren durch und visualisierst das jeweilige Chakra als farbige Sonne. Du stellst dir vor, wie du mit jedem Einatmen strahlendes Licht in dein Chakra atmest und bei jedem Ausatmen dieses Licht in deinem Chakra ausdehnst, so als ob du deine farbige Chakrasonne aufpustest und noch größer, kräftiger und farbintensiver machst. Verweile bei jedem Chakra etwa zwei Minuten.
- Beginne mit deinem Kronenchakra, das sich auf deinem Scheitel befindet. Visualisiere es als strahlend violette Sonne. Stell dir vor, Licht in deine strahlend violette Sonne einzuatmen und beim Ausatmen diese Sonne noch leuchtender, kräftiger und schöner zu machen. Atme so für die nächsten zwei Minuten sanft ein und aus.
- Gehe jetzt zu deinem Stirnchakra zwischen deinen Augenbrauen, und visualisiere es als eine strahlend indigoblaue Sonne. Stell dir vor, Licht in diese Sonne einzuatmen und beim Ausatmen die farbige indigoblaue Sonne noch weiter auszudehnen, noch kräftiger und leuchtender zu machen. Atme nun für die nächsten zwei Minuten in dieser Weise tief ein und aus.
- Lenke nun deine Aufmerksamkeit abwärts zum Halschakra und visualisiere dein Halschakra als eine strahlende himmelblaue Sonne. Stell dir vor, Licht in deine himmelblaue Sonne einzuatmen und deine Sonne beim Ausatmen noch strahlender, kräftiger und leuchtender zu machen. Bleibe hier wieder zwei Minuten.
- Konzentriere dich jetzt auf dein Herzchakra über deinem Brustbein und visualisiere auch dein Herzchakra als eine strahlend grüne Sonne. Atme Licht in deine grüne Herzsonne hinein und visualisiere, wie du beim Ausatmen deine grüne Herzsonne noch strahlender,

leuchtender und kräftiger machst. Atme auch hier für die nächsten zwei Minuten in dieser Weise sanft und tief ein und aus.

- Gehe mit deiner Aufmerksamkeit weiter abwärts zu deinem Solarplexuschakra oberhalb deines Bauchnabels. Visualisiere dein Solarplexuschakra als strahlend gelbe Sonne. Stelle dir vor, Licht in deine gelbe Sonne einzuatmen und sie mit jedem Ausatmen noch strahlender und schöner zu machen. Atme in dieser Weise die nächsten zwei Minuten ein und aus.
- Nun konzentriere dich auf dein Sakralchakra unterhalb deines Bauchnabels. Visualisiere dein Sakralchakra als strahlend orange Sonne und stelle dir vor, Licht in deine orange Sonne einzuatmen. Bei jedem Ausatmen wird deine orange Sonne noch strahlender, kräftiger und schöner. Bleibe hier wieder zwei Minuten.
- Lenke nun sanft deine Aufmerksamkeit zum Wurzelchakra, das sich am Beckenboden im Bereich deines Damms befindet. Visualisiere dein Wurzelchakra als eine strahlend rote Sonne. Stelle dir auch hier vor, Licht in deine rote Sonne einzuatmen und beim Ausatmen deine rote Sonne noch strahlender und farbintensiver zu machen. Verweile hier wieder zwei Minuten.
- Alle deine Chakren sind nun aktiviert. Gehe sie noch einmal der Reihe nach durch – sieh und spüre die violette Sonne deines Kronenchakras, die indigoblaue Sonne deines Stirnchakras, die himmelblaue Sonne deines Halschakras, die grüne Sonne deines Herzchakras, die gelbe Sonne deines Solarplexuschakras, die orange Sonne deines Sakralchakras und die rote Sonne deines Wurzelchakras. Spüre und genieße ihre heilenden Energien und deinen Zuwachs an Lebenskraft.
- Komm langsam wieder ins Hier und Jetzt zurück.

Es gibt noch viele weitere schöne Möglichkeiten, die Chakren auf leichte Art und Weise zu aktivieren. So kannst du mit Tönen oder mit Halbedelsteinen arbeiten. Schau einfach, was dir hier mehr Freude macht.

Chakren mit Mantren und Vokalen aktivieren

Mantren sind heilige Silben, Wörter bis hin zu ganzen Sätzen aus dem Sanskrit. Sie haben eine bestimmte Schwingung und wirken durch wiederholtes Rezitieren auf das Unterbewusstsein und das Energiesystem. Die hier vorgestellten Mantren sprechen direkt das jeweilige Chakra an. Diese Übung kannst du sehr gut mit der oben vorgestellten Praxis der farbigen Sonnen kombinieren. Nimm hierzu einfach bei jedem Chakra das erforderliche Mantra dazu und töne es mit. Du kannst das Tönen aber auch extra machen. Konzentriere dich dabei nacheinander auf jedes Chakra und seine Farbe, und töne dann zwei bis fünf Minuten das dazugehörige Mantra. Genauso wie mit Mantren kannst du auch mit Vokalen arbeiten[2]. Vielleicht liegt dir das mehr. Probier es einfach aus und spüre am Ende der Übung den Unterschied. Wie fühlst du dich jetzt?

Chakra	Mantra	Vokal
Kronenchakra	OM	Stille
Stirnchakra	OM	I
Halschakra	HAM	E
Herzchakra	YAM	A
Solarplexuschakra	RAM	Å*
Sakralchakra	VAM	O
Wurzelchakra	LAM	U

* Das Å (mit Ringakzent) wird hier wie das »O« in »Onkel« gesprochen.

Die Unterstützung der Chakren durch Heilsteine

Genauso wie mit Mantren und Visualisierung kannst du deine Chakren auch durch Heilsteine aktivieren und unterstützen. Du hast dazu verschiedene Möglichkeiten – entweder trägst du den Heilstein am Körper genau da, wo dein Chakra sitzt, das Unterstützung benötigt, oder du kopierst dir die Abbildung »Die sieben Hauptchakren« und legst auf jedes Chakra einen passenden Heilstein. Schreib auf dein Chakrenbild vorher noch deinen Namen, lege deine Hände darauf und sag zu dem Bild: »Du bist mein Stellvertreter.« Damit hast du, ähnlich wie in einer Familienaufstellung, in der unter anderem mit Stellvertreterkarten gearbeitet werden kann, einen Stellvertreter für dich selbst, den du nun mit Heilsteinen bestücken kannst.

Da das Paper dein Stellvertreter ist, kommt die Energie der Heilsteine exakt in deinen Chakren an. Probier aus, wie sehr dich das harmonisiert. Mir hat es beim Schreiben dieses Buches enorm geholfen. Nachdem ich auf meinem Stellvertreterpapier die passenden Heilsteine drapiert hatte, war ich viel konzentrierter bei der Sache und mehr in meiner Mitte. In der Tabelle findest du die passenden Heilsteine für die Chakren.

Chakra	Heilsteine
Kronenchakra	Amethyst, Mondstein, Labradorit, Bergkristall, Diamant
Stirnchakra	Lapislazuli, Saphir, Fluorit, Azurit, Bergkristall
Halschakra	Türkis, Aquamarine, Sodalith, Blauquarz, Chalcedon

Chakra	Heilsteine
Herzchakra	Rosenquarz, Aventurin, Jade, Rhodonit, grüner Opal
Solarplexuschakra	Citrin, Topas, goldenes Tigerauge, Heliolith, Feueropal
Sakralchakra	Goldenes Tigerauge, oranger Karneol, Orangenkalzit, oranger Jaspis
Wurzelchakra	Roter Jaspis, Rubin, Achat, Hämatit, schwarzer Obsidian

Meridiane und Nadis

Meridiane sind feinenergetische Leitbahnen, wir haben zwölf davon. Sie verteilen die Lebensenergie im gesamten Körper. Meridiane verlaufen primär durch das Bindegewebe, versorgen die Muskeln und Faszien und kooperieren mit dem Herz-Kreislauf-System. So beginnt der Blasenmeridian am inneren Augenwinkel und zieht sich über Kopf und Nacken in den Rücken. Dort teilt er sich in zwei Stränge und verläuft über die Beininnen- und -außenseite bis zum Nagel des kleinen Zehs. Menschen, die häufig über angespannte Waden klagen, haben oft auch einen spürbar angespannten Blasenmeridian. In der chinesischen Medizin wird mittels Akupunktur und Akupressur an bestimmten Meridianpunkten gearbeitet, um Blockaden im Energiefluss zu beheben und damit die Ursachen für Krankheiten und Energielosigkeit zu beseitigen.

Nadis (Sanskrit für »Röhren, Gefäße, Adern«) sind ebenfalls feinstoffliche Kanäle, die jedoch noch feiner sind als die Meridiane. Es gibt Tausende von ihnen in unserem Körper. Über die Nadis gelangt die Lebensenergie zu unserem Nervensystem, zu den endokrinen Drüsen, den Organen und in unser Blut, um dort unsere Zellen zu versorgen.

Die Aura

Die Aura (lateinisch für »Hauch«) ist die Summe der feinstofflichen Körper und ihrer energetischen Abstrahlung. Diese feinstofflichen Körper umgeben und durchdringen den physischen Körper. Alle unsere Gedanken, Gefühle und Handlungen spiegeln sich in der Aura wider und verändern sie. Zusätzlich sind in unseren Zellen sämtliche Erlebnisse, inklusive Traumata, nochmals abgespeichert.

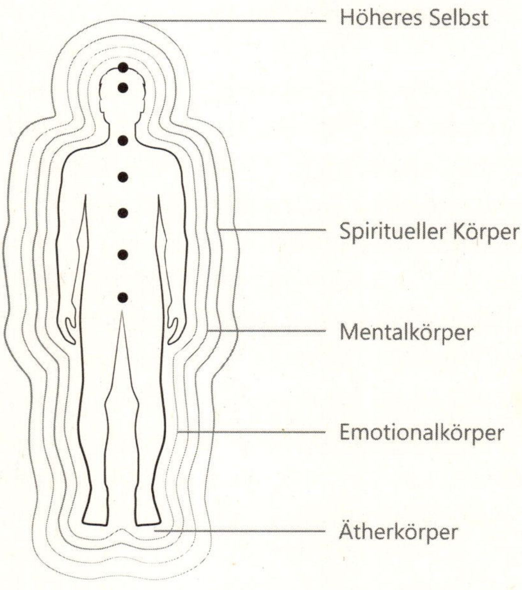

Unsere Aura

Nun kann man sich voirstellen, was für Schwingungen die Zellen eines traumatisierten Menschen aussenden und welches Energiefeld sie bilden. Deshalb ist körperorientierte Traumatherapie so wichtig, denn mit der Verarbeitung der Traumata und der verbesserten Regulation des Nervensystems ändern sich sowohl die Aura als auch die Schwingungsfrequenz der KlientInnen ins Positive. Während der Traumatherapie kann ich sie ergänzend dabei unterstützen, sich energetisch zu reinigen und zu schützen. Damit geht automatisch ihre Schwingung hoch, was wiederum ihr Befinden verbessert und zu einer verbesserten Ausstrahlung ihrerseits führt, auch wenn noch Traumata vorhanden sind.

Unser Energiefeld kann in die folgenden feinstofflichen Körper untergliedert werden:

- *Ätherkörper:* der Körper, der entsprechend dem Zustand des physischen Körpers dessen Strahlkraft zeigt. Er ist eine Art Schutzmantel des physischen Körpers und löst sich auf, wenn dieser stirbt. Hellsichtige Menschen, die meinen, die Aura zu sehen, nehmen meist den ätherischen Körper wahr. Der Ätherkörper wird bei jeder weiteren Inkarnation eines Menschen neu gebildet. (Astral-, Mental- und Kausalkörper existieren nach dem Tod weiter und verbinden sich bei jeder weiteren Inkarnation mit dem neu gebildeten physischen Körper.) Der Ätherkörper zieht über das Solarplexuschakra Lebensenergie aus der Sonne und über das Wurzelchakra Lebensenergie aus der Erde an. Er speichert diese Energien und führt sie über die Chakren und Nadis dem physischen Körper zu und sorgt so für ein lebendiges Gleichgewicht in den Körperzellen.
- *Emotional- oder Astralkörper:* der Körper, der unsere Gefühle, Emotionen und Charaktereigenschaften hält. Er trägt sowohl positive Gefühle wie Freude, Liebe und Dankbarkeit als auch unbewältigte negative Emotionen wie Wut, Angst, Trauer und Einsam-

keit und sendet sie über Energieschwingungen an die Außenwelt. Wir signalisieren quasi unbewusst eine emotionale Botschaft an unser Umfeld, worauf dieses wiederum reagiert. Sind in unserem Emotionalkörper vorrangig positive Gefühle vorhanden, ziehen wir angenehme Lebenssituationen an. Senden wir aufgrund von permanenter Angst oder Wut, die wir jedoch nicht bewusst spüren müssen, negative Schwingungen in die Welt, ziehen wir Menschen und Umstände in unser Leben, die diesen negativen Schwingungen entsprechen, sodass sich das, was wir eigentlich loswerden wollen und was uns Angst macht, noch mehr in unserer Realität zeigt. Fatal ist das dann, wenn wir uns nach Liebe, Erfolg, Frieden und Ähnlichem sehnen und durch unsere Schwingungen aber anderes anziehen. Auch hier zeigt sich, wie wichtig Traumaheilung, jedoch auch die Umprogrammierung negativer Glaubenssätze und die Arbeit mit Anteilen ist. Nur dann verändert sich auch meine Schwingung, und ich ziehe das, was ich mir wünsche, in mein Leben.

- *Mentalkörper:* Dieser feinstoffliche Körper speichert alles ab, was wir denken und glauben, einschließlich unserer tiefsten Erkenntnisse. So gibt der Emotionalkörper seine Gefühle an den Mentalkörper weiter. Dieser reagiert darauf mit der Bildung von verbalen Gedanken. Werden eher negative Emotionen übertragen, dann führt das meist zu einer verzerrten Denkweise, die nicht mit der objektiven Realität übereinstimmt. Bin ich zum Beispiel ständig in Angst, werde ich auch fortwährend Angstgedanken haben, die mir suggerieren, dass die Welt und die Menschen gefährlich sind. Wenn ich mir das vor Augen führe, dann ist mir klar, dass unser rationales Denken nur begrenzt der Wahrheit entspricht, denn es ist eingefärbt von unserem Emotionalkörper. Da ich das weiß, frage ich Menschen nur sehr selten nach ihrer Meinung, und wenn, dann zu Sachverhalten, bei denen ich weiß, dass der/die Betroffene eher berufliches Wissen hat. Ich frage sie so gut wie nie in emotionalen

Belangen, wie bei einer Beziehung oder einer schwierigen Freundschaft um Rat. Warum? Man kann nur aus der eigenen Lebenserfahrung heraus Ratschläge geben. Diese ist jedoch, besonders wenn man nicht an sich arbeitet und sich weiterentwickelt, begrenzt, sie entspricht der subjektiv gefärbten Wahrnehmung oder, um beim Thema zu bleiben, einem verzerrten Mentalkörper, der von unbewussten, unverarbeiteten Emotionen gespeist wird. Mich interessiert etwas anderes, nämlich die eigentliche Funktion des Mentalkörpers, die darin besteht, die universalen Wahrheiten, die von der Ebene des spirituellen Körpers zufließen, aufzunehmen und mit dem rationalen Verstand zu integrieren, der sie auf die konkreten Situationen überträgt und zu einer Problemlösung führt, die im Einklang mit den universalen Gesetzmäßigkeiten steht. Yes, das ist es!

Wie kann ich nun zu diesen Informationen gelangen? Indem ich still werde, meditiere, bete, mit einer Frage spazieren gehe und wahrnehme, was an Erkenntnissen auftaucht. Wenn ich spirituell bin, kann ich die geistige Welt/das Universum/Gott/mein höheres Selbst bitten, mir Hinweise auf eine Lösung für meine Frage zu geben, zum Beispiel in Form von Zeitungsartikeln, einem zufällig mitgehörten Gespräch, einer Radionachricht und Ähnlichem.

- *Kausal- oder spiritueller Körper:* Der Kausalkörper besitzt von allen bisher aufgeführten Körpern die höchste Schwingungsfrequenz. Er ist Träger der Akasha-Chronik, einer Aufzeichnung all dessen, was ein Mensch in seinen vielfältigen physischen Verkörperungen oder Existenzen auf anderen Bewusstseinsebenen an Positivem geschaffen hat (*Akasha* bedeutet im Sanskrit »das Alldurchdringende, der Raum«). Der spirituelle Körper schafft die Verbindung zum

Göttlichen, zu unserem höheren Selbst. Darüber hinaus soll er unser Karma und damit zusammenhängende Erinnerungen, Erlebnisse und Ereignisse abspeichern. Je weiter ein Mensch entwickelt ist, umso weniger lässt sich im Kausalkörper finden. Je weniger karmische Belastungen da sind, umso freier ist ein Mensch, umso mehr kann er ausschließlich im Hier und Jetzt leben und ist pure Essenz. Heutzutage ist es möglich, karmische Belastungen zu löschen. Mehr dazu auch in Teil II dieses Buches.

- *Höheres Selbst:* Auch hier gibt es verschiedene Definitionen. Ich finde die Darlegung von Prof. Dr. Oliver Lazar in seinem Buch *Jenseits von Materie* sehr interessant. Er sagt, im Grunde besäßen wir alle ein höheres Selbst, eine Art Hauptseele in der geistigen Welt, die alle unsere Aspekte aus früheren und zukünftigen Leben enthält. Diese Hauptseele verbleibe in der geistigen Welt. Wenn wir inkarnierten, würden lediglich Anteile aus dieser Hauptseele extrahiert, kombiniert und zu einer neuen individuellen Menschenseele geformt. »Diese Konstellation von Seelenanteilen ist ein Unikat, die es in dieser Form nur einmal geben wird«, und sie stehe permanent mit ihrer Hauptseele in Kontakt. »Wenn man nun als dieser einmalige Mensch sein Leben gelebt hat, kehren nach dem Tod alle Seelenanteile mit den neuen Erfahrungen in die Hauptseele zurück.«[3] Lazar geht also in seiner Betrachtung davon aus, dass ich so, wie ich jetzt bin, auf dieser Erde einmalig bin und mich nach dem Tod wieder mit meinem höheren Selbst vereinige. Bei einer neuen Inkarnation würden quasi wieder andere Seelenaspekte meiner Hauptseele zu einer neuen Person von mir geformt werden, die alte Christine wäre es nicht mehr. Jedoch würden wohl die Erfahrungen der alten Christine in der neu inkarnierten Persönlichkeit und hier vor allem im Emotional- und Kausalkörper zu finden sein. Man könnte also sagen, mein höheres Selbst sei mein spirituelles Über-Ich, das alle meine Lebensaspekte und -zeiten vereint. Das höhere Selbst ist reines Bewusstsein, reine Energie.

Es ist möglich, mit dem höheren Selbst in Kontakt zu treten, es um Rat zu fragen oder nur seine Liebe zu spüren. Denn unser höheres Selbst ist in einer allumfassenden bedingungslosen Liebe mit uns verbunden. Diese Liebe ist in Meditationen erfahrbar. In geführten Übungen können wir direkt mit ihm Verbindung aufnehmen. Es wird dann, obwohl es reine Energie ist, für uns auch oft sichtbar, häufig sieht es uns sogar sehr ähnlich, nur dass es als Lichtform oder -körper auftritt. Dies macht es jedoch nur, damit wir Menschen einen besseren Zugang zu ihm haben und damit es für uns greifbarer ist. Das höhere Selbst ist in direkter Verbindung mit dem Schöpfer beziehungsweise dem Göttlichen.

Übung: Kontaktaufnahme mit dem höheren Selbst[4]

- Nimm dir Zeit und zieh dich auf einen ruhigen Platz in deiner Wohnung zurück, an dem du dich sicher und geborgen fühlst. Vielleicht magst du sogar eine Kerze anzünden. Mache es dir gemütlich. Verbinde dich als Allererstes über deine Füße mit Mutter Erde, indem du goldene Wurzeln aus deinen Füßen wachsen lässt (siehe die »Erdungsübung« in Teil III). Nimm bewusst zwei bis drei tiefe Atemzüge, mit jedem Einatmen wirst du ruhiger und entspannter, mit jedem Ausatmen lässt du alle Gedanken, alle Gefühle, alles, was so rumschwirrt in deinem Kopf, einfach los.

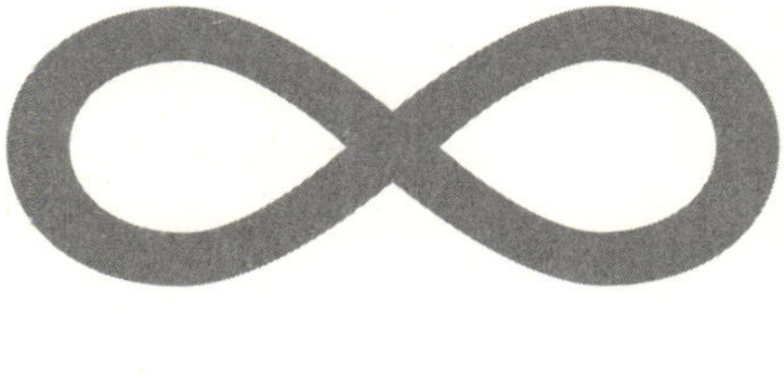

Die liegende Acht oder Lemniskate

- Als Nächstes synchronisierst du deine zwei Gehirnhälften. Stelle dir vor deiner Stirn eine liegende Acht vor (siehe die Abbildung). Der Schnittpunkt der Acht liegt an deiner Nasenwurzel. Fahre nun in Gedanken mithilfe deiner Vorstellungskraft diese Acht entlang. Deine geschlossenen Augen werden unwillkürlich diese Bewegung mitmachen. Tue dies so lange, bis du merkst, dass du ruhiger und entspannter, vielleicht sogar in einen leichten Trancezustand kommst und in deinem Kopf eine angenehme Leere herrscht. Im Allgemeinen reichen ein bis zwei Minuten aus. Beide Gehirnhälften sind nun ausgeglichen.
- Stelle dir nun noch einmal eine liegende Acht vor. Diesmal liegt sie waagerecht über deinem Kronenchakra, also über dem Schädel. Der Schnittpunkt der Acht sollte in etwa dort sein, wo sich deine Zirbeldrüse befindet. Fahre dann in Gedanken mithilfe deiner Vorstellungskraft wiederum diese Acht entlang.
- Mache nun deinen Auraschutz (siehe den Abschnitt »Der »normale« Schutzmantel« in Teil III).
- Jetzt kannst du mit der eigentlichen Übung beginnen. Stelle dir einen Lichtkanal vor, dieser reicht vom Mittelpunkt der Erde bis weit über alle deine feinstofflichen Körper in die göttliche Quelle selbst hinein. Visualisiere diese Quelle als strahlend helles und gleißendes Licht, weit, weit in den Kosmos hinein. Ist das für dich zu wenig greifbar, dann stelle dir einfach alternativ vor, wie dein Lichtkanal bis in unsere Sonne reicht.
- Dein Lichtkanal erstreckt sich entlang der Wirbelsäule bis zum Kronenchakra. Öffne in der Vorstellung dein Kronenchakra wie ein Tor und sieh, wie dein Kanal sich immer mehr nach oben hin ausdehnt, durch alle höheren Dimensionen des Lichts und alle deine höheren Energiekörper, bis er das unglaublich strahlende Licht der göttlichen Quelle oder unserer Sonne erreicht. Nun bist du perfekt vertikal ausgerichtet. Visualisiere zum Schutz deines Kanals die Farbe Saphirblau entlang deines gesamten Kanals.

- Lenke deine Aufmerksamkeit jetzt auf dein Herzchakra. Visualisiere dein Herzchakra als wunderschön leuchtende Sonne. Stelle dir nun vor, wie du mit deinem funkelnden Herzenslicht alle Bereiche deiner Aura erfüllst.
- Rufe nun dreimal hörbar dein höheres Selbst zu dir: »Ich rufe mein höheres Selbst herbei. Ich rufe mein höheres Selbst herbei. Ich rufe mein höheres Selbst herbei.«
- Visualisiere, wie es jetzt langsam auf dich zukommt. Du kannst es dir zunächst als schönes, schimmerndes, strahlendes Licht vorstellen. Begrüße dein höheres Selbst, heiße es willkommen und fordere es auf näherzutreten. Bitte dein höheres Selbst, sich vor dich zu stellen und dir zu helfen, es in einer menschenähnlichen Form sehen oder fühlen zu können. Bitte dein höheres Selbst, dass es dir hilft, eine intensivere Verbindung zu ihm aufzubauen. Spüre, wie das Strahlen seiner Liebe dich von allen Seiten umgibt und umarmt. Genieße diesen ersten Kontakt mit deinem höheren Selbst und spüre seine intensive Liebe zu dir.
- Wenn du magst, kannst du an dein höheres Selbst auch eine Frage stellen, die dich bewegt. Lausche still, eine Antwort kann als Satz, einzelnes Wort, Farbe, Symbol oder Gefühl auftauchen. Sei offen für alles, erwarte nichts und lasse dich überraschen.
- Bleibe, solange du möchtest, in diesem intensiven wunderschönen Kontakt. Wenn du merkst, dass du genug hast, bedankst du dich bei deinem höheren Selbst und verabschiedest es.

Energetische Techniken unterstützen die Traumatherapie – Gehirnwellen, Quantenphysik und Materie

Mithilfe von energetischen Techniken mache ich mir diese Prinzipien zunutze; das heißt, ich greife auf bestimmte elektromagnetische Felder des Körpers zu und verändere diese in Richtung Gesundheit. So wirken die energetischen Techniken auch auf die vorgestellten feinstofflichen Körper ein.

Es gibt viele energetische Techniken, vielleicht hast du von einigen gehört, wie ThetaHealing®, Reconnective Healing®, Arbeit mit dem Nullpunktfeld, Prana-Heilung und viele mehr. Ich möchte hier nicht auf die einzelnen Schulen eingehen, sondern nur im Groben erklären, soweit das überhaupt möglich ist, wie Energiearbeit funktioniert. Mir geht es vor allem darum, dir ein neues Blickfeld zu eröffnen und praktikable Übungen für dich aufzuzeigen.

Ich habe bisher versucht, dir ein wenig den theoretischen Background zu vermitteln für das, was Energie überhaupt ist und wie in den diversen spirituellen Schulen unsere feinstofflichen Energiekörper erklärt werden. Aber es ist eben nur ein Versuch, sozusagen um das Ganze auf einen stabilen Boden zu stellen. Für die Wirksamkeit der Anwendung von energetischen Techniken ist das Wissen um die feinstofflichen Körper hilfreich. Der Ehrlichkeit halber – so wie ich arbeite, interessiert mich dieser Background nur am Rande. Ich spüre und sehe Energien, ich habe in den unterschiedlichsten spirituellen Ausbildungen energetische Techniken gelernt, und die wende ich an, Punkt! Meine KlientInnen erfahren die heilsame Auswirkung dieser energetischen Techniken über ihren Körper und ihr Nervensystem – vielleicht wird es wärmer, vielleicht ruhiger und entspannter. Oft geht es darum, die fremde Last, die KlientInnen für ihre Familien oder gar die eigenen AhnInnen tragen, zu erlösen, sodass meine KlientInnen frei für ihr eigenes Leben werden. Diese Last kann sich in körperlichen Symptomen wie Rücken- und Schulterschmerzen, einem Druck auf der Lunge und vielem mehr zeigen. Oder KlientInnen erleben immer wieder einen Mangel an Liebe oder Geld. Dann ist es wichtig, sich etwaige negative Glaubenssätze und Verträge anzuschauen und diese aufzulösen. Oder jemand hat vorher schon ohne Erfolg viele Heilungsversuche unternommen. Dann geht es darum herauszufinden, inwieweit eigene oder fremde Anteile gegen die Gesundung arbeiten. Vielleicht muss sogar das Karma zu einem bestimmten Thema aufgelöst werden (später dazu mehr). Oder ein(e) KlientIn muss endlich mal lernen, wie er/sie sich reinigt, schützt und seine/ihre Schwingung hochhält.

Das sind nur Auszüge der energetischen Arbeit, die ich mache. Einen Teil davon möchte ich dir durch die Übungen in diesem Buch vermitteln, sodass du eigenständig arbeiten kannst. Es geht dabei immer darum, sich wieder sicherer und selbstwirksamer fühlen. Dies kann sich dann auch im Außen zeigen – durch ein selbstbewussteres, freieres Auftreten, durch die positive Veränderung der Beziehung zum/zur LebenspartnerIn, den eigenen Eltern, Kindern, ArbeitskollegInnen und FreundInnen.

> Generell kann man sagen, dass ich in der Anwendung energetischer Techniken mit feinstofflichen Energien arbeite, die nicht sichtbar und wissenschaftlich bis jetzt nicht nachweisbar sind.

Uff, da muss selbst ich erst mal schlucken. Das hört sich ja total unseriös an …! Doch was soll ich sagen? *So isses!* Es hört sich so an, und dennoch funktioniert es! Mittlerweile gibt es mannigfaltige Bestrebungen, die Wirkweise dieser Arbeit zu belegen, einmal über die

Quantenphysik, aber auch durch Untersuchungen wie die EREAMS-Studie von Prof. Lazar. Auf diese Bemühungen, Energiearbeit auch wissenschaftlich zu belegen, möchte ich auf den nächsten Seiten eingehen.

Wegweisende Pioniere wie Dawson Church und Dr. Joe Dispenza bringen ganz klare Beweise für die Wirksamkeit energetischer Heilung – und vor allem: Sie können die Wirkweise von energetischer Heilung nachvollziehbar erklären. Ich nähere mich dem an und beziehe mich im Folgenden auf ihre Erkenntnisse. Wer mehr wissen möchte und wen das Thema gepackt hat, dem empfehle ich die Bücher der beiden Autoren.

Gehirnwellen und energetische Heilung

Um zu verstehen, wie energetische Heilung funktionieren kann, müssen wir uns zuerst ein wenig mit unserem Gehirn beschäftigen und dem, was Bewusstsein und Achtsamkeit in unseren grauen Zellen verändern können. Doch schauen wir uns das einmal Schritt für Schritt an.

Zunächst ist festzustellen, dass unser Gehirn neuroplastisch ist; das heißt, es kann sich fortwährend verändern, auch im Alter. Jeder kennt das. Lerne ich beispielsweise eine neue Sprache wie Spanisch, dann bilden sich neuronale Signalpfade. Die kann man sich wie Autobahnen vorstellen. Spreche ich die Sprache täglich, vielleicht, weil ich ein Auslandsjahr habe, dann ist meine Autobahn gut ausgebaut, sauber und gut befahrbar. Komme ich aus meinem Auslandsjahr zurück und habe nicht mehr die Möglichkeit, die Sprache anzuwenden, dann fängt die Autobahn allmählich an, zuzuwuchern und schlechter befahrbar zu werden. So ist es wohl so, dass der Körper einen neuronalen Signalpfad schon nach drei Wochen Inaktivität abzubauen beginnt, also rasend schnell. Umgekehrt nehmen ganze Gehirnareale, die aktiv genutzt werden, an Masse zu. Letztendlich kann man also sagen, dass das, worauf wir unsere Aufmerksamkeit richten, unser Gehirn verändert. Dieses Wissen kann mithilfe von Meditation gezielt genutzt werden. Viele Forschungsarbeiten zeigen, dass gerade durch Achtsamkeitsmeditation Gehirnstrukturen tatsächlich verändert werden. So berichten StudienteilnehmerInnen von einer verbesserten emotionalen Regulierung, besseren kognitiven Fähigkeiten und Reaktionszeiten des Gehirns, einem besseren Gedächtnis und optimierten Verhaltensfähigkeiten. Mehr noch – die Meditation scheint sogar Charakterzüge positiv zu verändern …

Deshalb ist es so wichtig, was wir denken, denn jeder Gedanke richtet unsere Aufmerksamkeit aus und sendet dem Gehirn das Signal, neue Nervenzellen zu erzeugen[5]. Das erklärt auch die Wirksamkeit positiver Gedanken sowie positiver Glaubenssätze und Affirmationen. Setze ich diese bewusst ein, kann sich neuroplastisch etwas zum Besseren verändern.

Die Ausnahme ist natürlich, wie ich immer wieder erwähne, wenn zu starke Blockaden und Traumata dies verhindern. Dann muss ich diese erst einmal in ihrer Wirkmacht verändern, und zwar durch gezielte Traumatherapie wie Somatic Experiencing (auch hier geschieht Heilung und langfristige Veränderung unter anderem durch die Neuroplastizität des Gehirns). Joe Dispenza spricht diesbezüglich davon, dass die Energie der neuen positiveren Gedanken meiner neuen Vision von mir selbst stärker sein muss als die alte, sonst kann sich eben auch neuroplastisch nichts verändern. Er beweist mithilfe von Gehirnscans, dass durch seine Meditationen ganze Gehirnareale verändert werden, was oft zu den verrücktesten Heilungen führt.[6]

So sagt Dispenza:

> »Wir müssen mit einer klaren, festen Absicht und einer höheren emotionalen Energie im Geist und im Körper eine neue innere

Erfahrung schaffen, die stärker ist als die äußere Erfahrung der Vergangenheit. Oder anders ausgedrückt: Wenn wir uns entschließen, eine neue Überzeugung zu kreieren, muss die Energie dieser Entscheidung höher und stärker sein als die Energie der verfestigten Programmierungen und emotionalen Konditionierungen im Körper.«[7]

Unser Gehirn erzeugt ein Energiefeld durch winzige elektrische Ströme, die durch die Neuronen fließen. Dabei wirkt sich dieses Energiefeld auf die Materie drum herum wie ein Magnet aus – wir erinnern uns: Magneten ziehen bestimmte Metalle an. Das heißt für uns, dass wir mit unserem Energiefeld, je nachdem, wie wir schwingen, Dinge beziehungsweise Materie in einer ähnlichen Schwingung anziehen.

Ein größeres Magnetfeld, das fortwährend auf uns wirkt, ist das Magnetfeld der Erde. Es wirkt auch auf unsere körperlichen Felder. Ebenso ist es umgekehrt, auch das Magnetfeld unseres Gehirns wirkt auf das Erdmagnetfeld, natürlich wesentlich schwächer. Das elektromagnetische Feld unseres Körpers dehnt sich etwa fünf Meter um uns herum aus. Das ist unglaublich groß und unterstreicht noch einmal, wie wichtig es ist, mit wem ich mich umgebe, denn unsere Felder agieren miteinander! Sitzen beispielsweise zwei Personen in einem Raum mit drei Metern Abstand, dann kommunizieren ihre Felder, auch wenn sie nicht sprechen, permanent miteinander. Selbst um Pflanzen, Tiere und Kristalle befinden sich messbare elektromagnetische Felder.

Der Erfinder Nikola Tesla sagte einmal sinngemäß: Möchtest du die Geheimnisse des Universums ergründen, dann denke in den Begriffen »Energie«, »Frequenz« und »Schwingung«.

So lässt sich sicher auch erklären, warum Manifestation funktionieren kann (die Ausnahmen beschreibe ich im Unterkapitel »Was blockiert Manifestation?«) und warum es so wichtig ist, was wir denken und glauben. Denn entsteht in unserem Bewusstsein eine Idee, dann senden wir auch Signale an das universelle Feld, genauso wie an unsere unmittelbare Umgebung. Die Energiefelder unseres Körpers haben also ganz klar mit unserem Denken und unserem Bewusstsein zu tun.

Mehr noch – die Medizinjournalistin Lynne McTaggart[8] untersuchte mittels EEG-Geräten und Kernspintomografen, dass Heiler selbst über Entfernungen Einfluss auf die Gehirnwellen von Menschen nehmen können. Das würde erklären, wieso Fernheilung funktionieren kann. Dawson Church, der Autor von *Geist über Materie*, gründete in den USA das National Institute for Integrative Healthcare. Auf der Website des Instituts[9] listet er eine Vielzahl von Studien auf, die in fachlich geprüften Wissenschaftsmagazinen erschienen und belegen, dass Energieheilung funktioniert. Es handelt sich dabei sowohl um Heilbehandlungen wie Handauflegen oder den Eingriff in das Energiefeld des Körpers als auch den Einsatz von energetischen Techniken und Übungen für das Ausgleichen der körperlichen Energiesysteme.

In jedem Fall stimme ich Church und Dispenza zu, dass Geist Materie verändern kann, bis auf die Zellebene hinein. Verändere ich mein Bewusstsein, dann verändert das meine Energiefelder und hat einen direkten Einfluss auf die Energiefelder in meiner Umgebung.

Wenn ich nun weiß, dass meine Energiefelder mit meiner Umwelt in Wechselwirkung treten, dann frage ich mich: Könnte die Welt so zu einem besseren Ort werden – indem immer mehr Menschen ihr Bewusstsein verändern, zum Beispiel durch Meditation, Traumatherapie, Energiearbeit, was auch immer? Indem sie damit auch ihre Schwingung erhöhen? Schau dir dazu auch gern einmal die Tabelle »Skala des Bewusstseins« (nach Hawkins, ab Seite 55) an (ein Verzeichnis der Tabellen findest du im Anhang). Die Geschichte zeigt, dass selbst wenige Menschen ausreichen, um nachhaltige Veränderungen in der Welt zu bewirken, man denke nur an Genies wie Nikola Tesla und Albert Einstein. Aber es »funktioniert« auch umgekehrt. Denke ich meist negativ und lasse ich mich durch ständige schlimme Nachrichten beeinflussen, dann sorgt das dafür, dass sich meine »negativen Gehirnautobahnen« ausbauen und ich mein Augenmerk noch mehr auf alles Üble richte und damit letztendlich auch die Welt nachteilig beeinflusse.

Mehr noch – zahlreiche Experimente zeigen, dass energetische Felder sogar Materie erzeugen und anordnen, bis in unsere Atome und Moleküle hinein. So kann beispielsweise Klang durch seine jeweilige Schwingung die Struktur von materiellen Objekten massiv und sofort verändern. Das wiederum könnte die positiven Effekte von Musiktherapie und Klangheilung erklären. Andersherum ist es so, dass sich Erkrankungen wie Krebs zuerst im Energiefeld eines Menschen zeigen, und das, bevor sie körperlich nachweisbar sind. Im Umkehrschluss bedeutet dies, dass ich hier frühzeitig ansetzen kann, falls ich das herausfinde, indem ich mein Energiefeld verändere, entweder mithilfe von guten Heilern oder durch mich selbst, durch Meditation, Gedankenhygiene, bewusste Ernährung, weniger Stress, eine naturnahe, friedliche Umgebung und positive Menschen in meinem Umfeld. Das allein kann schon vieles wandeln.

Trotzdem muss natürlich jeder seinen eigenen individuellen Heilungsweg finden, und diese Wege können sehr unterschiedlich sein. So erinnere ich mich an das wunderbare Buch *Kubabas Granatapfel. Meine Reise zur Heilung* von Luisa Francia.[10] Luisa Francia ist Hexe, Autorin vieler Bücher, Künstlerin und vieles mehr – sie beschreibt in ihrem Buch ihre Krebserkrankung und ihre sehr individuelle Heilungsreise. Und natürlich arbeitet eine wie Luisa Francia mit ihren spirituellen Helferwesen, macht sich auf in ihre persönliche Unterwelt und erforscht die Hintergründe ihrer Erkrankung auf ihre ganz eigenwillige Art. Und erst nachdem sie das getan hat, geht sie bewusst in die OP. Ihr Weg war es also, ihre spirituelle Heilungsarbeit mit der konventionellen Medizin zu kombinieren. Luisa Francia ist heute noch, nach vielen Jahren, gesund. Das zeigt uns allen, dass wir hier eigenverantwortlich agieren müssen und es nicht »den Weg« zur Heilung gibt. Ich persönlich würde mir bei einer Erkrankung immer auch die psychologischen und energetisch-spirituellen Aspekte davon anschauen und mir ebenfalls, soweit nötig, medizinisch helfen lassen.

Wie werden diese Erkenntnisse genutzt?

Albert Einstein fasste es wunderbar zusammen, als er sagte: »Was wir als Materie bezeichnet haben, ist Energie, deren Schwingung so weit gesenkt wurde, dass sie für die Sinne wahrnehmbar ist. Es gibt keine Materie.«

In der energetischen Arbeit nutzen wir diese Erkenntnisse. Wird beispielsweise Energie – sei es mittels EFT (Energetic Freedom Techniques), Reconnective Healing®, ThetaHealing®, Matrixheilung, Prana-Heilung, um nur einige zu nennen – mit einer Heilungsabsicht angewendet, folgt die Materie oft der Energie und der damit verbundenen Absicht. Das heißt, unsere Körperzellen reagieren sowohl auf die Energie als auch auf die Intention des Behandlers. Interessant ist auch, dass mittels EEG festgestellt wurde, dass das Gehirn von HeilerInnen und TherapeutInnen, die energetisch arbeiten, während der Behandlung eine große Menge Theta-Wellen aufweist. Schreitet die Sitzung voran, dann sind auch beim Klienten/bei der Klientin verstärkte Theta-Wellen messbar. Diese bewegen sich zwischen 4 und 8 Hertz.

Die Energieheilmethode ThetaHealing® verwendet gezielt den Theta-Zustand – einen Zustand tiefstmöglicher Entspannung, wie wir ihn im Übergang zwischen Schlafen und Wachen und im REM-Schlaf *(rapid eye movements)* erleben. Hypnotherapeuten arbeiten genau mit diesem Zustand. Im Theta-Zustand wirken generell Selbstheilungskräfte. Die Gehirnhälften werden miteinander synchronisiert; das heißt, das Zusammenspiel beider Gehirnhälften verbessert sich erheblich. Deshalb können wir die Potenziale beider Hemisphären optimal für uns und die Entwicklung und Umsetzung kreativer Ideen nutzen. So sind bei Kreativen, die im Flow sind – einem Zustand voller Hingebung –, häufig starke Theta-Wellen zu verzeichnen.[11] Forscher fanden weiter heraus, dass sich menschliche Knorpelzellen bei einer Frequenz von 6,4 Hertz (also im Theta-Bereich) regenerieren.[12] Die gleiche Frequenz erhöht die Antioxidanzienaktivität der Moleküle, sodass freie Radikale, die Hauptursache für das Altern, neutralisiert werden.

Es scheint sogar so zu sein, dass die Art der Gehirnwellen des Heilers maßgeblich dafür sind, ob Heilung stattfinden kann. Ist der Heiler selbst im Stress, dann sind in seinem Gehirn vorrangig Beta-Wellen aktiv. Laut Dawson Church scheinen diese eine Heilwirkung unmöglich zu machen oder zumindest abzuschwächen. Das Gehirn befindet sich im Chaos von Beta-Wellen und Cortisol, dem Hormon, das bei Stress ausgeschüttet wird. Das Gehirn eines Heilers muss in Kohärenz sein, schon allein um in einer klaren Heilungsabsicht zu sein und die Aufmerksamkeit auf den/die KlientIn laserscharf ausrichten zu können und fokussiert zu bleiben. Dazu müssen im Gehirn vorrangig Theta- und Delta-Wellen schwingen. Durch Meditation kann dieser Zustand von jedem erreicht werden! Dann wirkt sich die eigene Intention auch auf die Materie aus.

Wie bereits gesagt bleibt eine Einschränkung: Wenn zu viel Trauma, negative Glaubenssätze und Blockaden vorhanden sind, arbeitet die eigene Intention gegen diese Blockaden an und kann oft nur teilweise oder gar nicht auf die Materie einwirken.

Quantenphysik und Materie

Wie kann es nun sein, dass sich meine Intention auf Materie auswirkt? Eine Antwort darauf mag die Quantenphysik geben. Quantenphysiker fanden heraus, dass Atome zu 99,999999 Prozent aus leerem Raum bestehen. Doch dieser Raum ist nicht wirklich leer, er besteht aus Energiefrequenzen, einem riesigen, unsichtbaren und zusammenhängenden Informationsfeld. Das heißt, unser gesamtes Universum besteht aus Energie und Information. Dr. Joe Dispenza zufolge ist Materie auf der subatomaren Quantenebene ein vorübergehendes Phänomen: »In einem Augenblick ist sie da, dann verschwindet sie. Sie existiert nur als Tendenz, als Wahrscheinlichkeit beziehungsweise Möglichkeit. Auf der Quantenebene gibt es absolut nichts Physisches.«[13]

In der Quantenwelt existieren unendlich viele Möglichkeiten nebenher und verdichten sich zu Wahrscheinlichkeiten. Theoretisch kann jede dieser Möglichkeiten zu meiner Realität werden, zum Beispiel durch einen Beobachter. Werden subatomare Materiepartikel beobachtet, dann kann dadurch ihr Verhalten beeinflusst oder verändert werden. Die Quantenphysik beweist, dass es keinen unabhängigen Beobachter gibt, denn das Beobachten führt dazu, dass aus unendlich vielen Möglichkeiten eine Wahrscheinlichkeit entsteht. Und aus dieser Wahrscheinlichkeit entsteht irgendwann Realität. Das heißt, die Anwesenheit eines Beobachters, zum Beispiel bei einem wissenschaftlichen Experiment, verändert das Ergebnis dessen, was beobachtet wird. Das bedeutet eben auch, dass eigene Erwartungen einen entscheidenden Einfluss auf das Ergebnis des Experiments haben. Dabei kommt es auf den Fokus, unsere Aufmerksamkeit an – physische Materie manifestiert sich und zeigt sich nur dann, wenn wir sie beobachten und unsere Aufmerksamkeit auf sie richten. Nehmen wir unseren Fokus von ihr weg, dann verschwindet sie wieder und kehrt irgendwohin zurück, woher sie gekommen ist. Das zeigt, dass wir mit unserem Geist, unserer Aufmerksamkeit, Materie beeinflussen können! Dabei spielen Raum und Zeit keine Rolle. So sagt Dispenza, dass subatomare Partikel an unendlich vielen Stellen gleichzeitig existieren können.

Das bedeutet für dich, wenn du zum Beispiel in einer glücklichen Liebesbeziehung leben willst, dass diese Realität bereits irgendwo im Quantenfeld als Möglichkeit existiert. Wird diese Möglichkeit von dir beobachtet, zum Beispiel durch gezielte Visualisierung und Manifestation, dann kann sie als Realität in Form deiner gewünschten Beziehung in dein Leben treten. Das heißt, du hast die Möglichkeit, eine neue Zukunft auszuwählen.

Das sind sicherlich wunderbare Möglichkeiten, die einmal mehr zeigen, dass wir Schöpfer unseres Lebens sind. Ich frage mich allerdings: Was ist dann mit unserem Seelenplan beziehungsweise der eigenen Lebensaufgabe? Ich kenne meine. Bedeutet dies, dass ich diese abwählen kann? Ich glaube, nicht. Oder bedeutet das, dass ich mit meiner Lebensaufgabe zusammen verschiedene Realitäten für mich kreieren kann, indem ich in verschiedenen Kontexten meine Lebensaufgabe erfülle? Ich habe darauf keine klare Antwort, denke jedoch, dass wir nur innerhalb unserer Lebensaufgabe kreieren können.

In jedem Fall wird anhand der Quantenphysik klar, wie Heilung funktionieren kann – indem ich als Beobachter mit einer Intention gezielt auf Materie (meine[n] KlientIn) einwirke, verändern sich bei ihm/ihr subatomare Partikel, sprich Informationen und Energie. Das ist doch mal was!

Umgekehrt bedeutet das jedoch, wenn wir unablässig als Beobachter unsere Realität kreieren, dass unsere eigene Unachtsamkeit, unsere ewig gleiche Denke, unsere ewig gleichen Muster leider auch immer wieder das Gleiche erschaffen, im schlechtesten Fall Leid. Aus dieser Schleife auszubrechen, ist nicht so leicht und bedarf großer Achtsamkeit, positiver Ausrichtung und der Arbeit an den eigenen Blockaden. Genau dafür habe ich dieses Buch geschrieben! Mit meinem Buch hast du eine Menge Handwerkszeug, um mit dir selbst zu arbeiten! Reicht das nicht, dann suche dir bei Bedarf professionelle Hilfe. In jedem Fall ist es ein Balanceakt, nicht automatisiert die Aufmerksamkeit auf das zu richten, was mich stört oder ängstigt, sondern auf das, was ich möchte!

Bitte immer daran denken: Energie folgt der Aufmerksamkeit!

Die EREAMS-Studie

In der sogenannten EREAMS-Studie[14] geht Prof. Lazar der Frage nach, ob es eine geistige Welt gibt. Lazar ist Professor für Wirtschaftsinformatik an der FOM, Deutschlands größter privater Hochschule mit Hauptsitz in Essen. Wie kommt nun so ein Mann dazu, eine Studie über die Existenz der geistigen Welt zu verfassen? Oliver Lazar war Atheist – bis zu jenem denkwürdigen Tag im Jahr 2017, als eine Klassenkameradin seiner damals 13-jährigen Tochter tödlich verunglückte. Von diesem Tag an erfuhr er ohne eigenes Zutun tiefgreifende persönliche und spirituelle Erlebnisse. Er erlebte einen riesigen Transformationsprozess, den er sich so niemals hätte vorstellen können, und erkannte, dass es noch eine Welt jenseits der materiellen gibt, nämlich die geistige. Er suchte verschiedene spirituelle Medien auf, um zu verstehen, was ihm widerfuhr, und ließ sich von seiner spirituellen Lehrerin Bettina-Suvi Rode medial ausbilden. Mit ihr zusammen startete er die EREAMS-Studie. Das Ziel der EREAMS-Studie ist die empirische Erforschung der Wirksamkeit und Authentizität von Botschaften aus der geistigen Welt.

Nun ist die geistige Welt ein weit gefasster Begriff, den ich noch näher erläutern werde. Bei Lazar geht es in erster Linie um den medialen Kontakt mit der Seele Verstorbener. In der Studie wurden in der ersten Erhebungswelle 243 Jenseitskontakte (Verbindungsaufnahme der Seele eines Verstorbenen mit dem Hinterbliebenen oder einem Medium, um miteinander zu kommunizieren) nach dem britischen Spiritismus untersucht, die von zwei renommierten und europaweit bekannten Medien durchgeführt wurden. Weitere Erhebungen laufen derzeit.

Lazar ging es dabei um zwei Hauptforschungsfragen:

- *Wie steht es um die Glaubwürdigkeit der übermittelten Botschaften?* Gab es wirklich einen echten und überprüfbaren Kontakt zum Verstorbenen? Überprüft wurde das durch sehr spezifische Beweise, die der Verstorbene über das Medium den Hinterbliebenen mitteilte. So gab es Sitzungen, in denen das Medium detailliert den Verstorbenen von seinem Aussehen her beschreiben konnte (obwohl das Medium vorher bewusst keine Infos zum Verstorbenen bekommen hatte und die Anmeldung zur Sitzung teilweise sogar unter falschen Namen stattfand), oder die Todesursache und die Umstände wurden detailgetreu beschrieben (zum Beispiel was mit im Sarg lag), interne Familienprobleme, Zukunftspläne, die sonst keiner wissen konnte, Kosenamen et cetera. Ausschlaggebend war hier die sehr individuelle und spezifische Aussage des Verstorbenen, die nur die Hinterbliebenen allein kennen konnten oder die sich erst durch spätere Recherche verifizieren ließ. So erzählt Lazar von einem toten Großvater, der seinen Enkel über das Medium von einer feuchten Wandstelle im Haus berichtete, welche verborgen unter der Tapete lag und die bisher nicht bemerkt wurde. Der Enkel fand im Nachgang die betroffene Stelle. Prof. Lazar erzählt von mehreren solcher im Nachhinein verifizierten Beweise. 90,12 Prozent aller Studienteilnehmer gaben an, einen eindeutigen, hochspezifischen Beweis bekommen zu haben!

- *Die Auswirkungen der Sitzung beim Medium auf den Glauben und den Trost des Hinterbliebenen:* Hier erforscht Lazar, inwieweit ein Jenseitskontakt den eigenen Glauben an die geistige Welt verändern kann und wie sich das tröstlich und heilend auf den Hinterbliebenen auswirken kann. So wurde sehr deutlich, dass eine Sitzung mit eindeutigen Beweisen definitiv zu einem größeren Trost führen kann, und zwar bei sage und schreibe 98,63 Prozent aller Studienteilnehmer, die eindeutige Beweise mittels Medium durch den Verstorbenen erhielten!

Interessant ist auch, was Kathrin Stephan, psychologische Psychotherapeutin, die ebenfalls zum Projektteam der EREAMS-Studie gehört und die schon viele Trauernde begleitet hat, sagt, nämlich dass besonders Trauernde nach einem Todesfall überkritisch mit Informationen dieser Art, also von Verstorbenen, umgehen. Gerade wenn ein Kind gestorben ist, lassen sich die trauernden Eltern nicht täuschen und hören ganz genau hin. Auch wenn wohl viele Menschen schon allein sogenannte Nachtodkontakte mit Verstorbenen hatten, entweder im Schlaf- oder Wachbewusstsein, die sie oft als sehr heilsam und voller Liebe empfanden. Jedoch reden die allermeisten Menschen, die derartige Erlebnisse haben, nicht darüber – aus Angst, verspottet zu werden. Auch bei mir in der Praxis gab es den einen oder anderen Toten, der noch etwas mit dem Lebenden, in dem Fall meinen KlientInnen, klären wollte. Ab und an kommt das vor. Für mich ist das völlig normal.

Die neue Erde – die energetischen Veränderungen in der heutigen Zeit

Du fragst dich vielleicht, was dieses Thema in diesem Buch zu suchen hat? Ganz einfach: Mir geht es um Aufklärung! Du kennst das sicherlich auch: Es gibt Tage, an denen du besonders müde bist, dich vielleicht emotional instabil fühlst, und das ohne ersichtlichen Grund. Du hast lange genug geschlafen, du bist eigentlich fit, es liegen auch keine problematischen Themen an – mit dir, im Job und in deiner Beziehung stimmt eigentlich alles. Dennoch fühlst du dich nicht gut ... Und hier kommen die energetischen Veränderungen der heutigen Zeit durch die Schumann-Resonanz (später dazu mehr), Sonnenstürme und Schwingungserhöhung ins Spiel. Denn oft hat dein Befinden gar nichts mit dir zu tun, sondern zum Beispiel mit einem starken Sonnensturm, der auf unser Erdmagnetfeld trifft und direkte Auswirkungen auf dich und deinen Körper hat!

Ich möchte, dass du in deiner Wahrnehmung immer feinsinniger wirst, um so unterscheiden zu können, was die Ursache deines Befindens ist. Denn weißt du, dass dein Erleben gerade etwa durch einen Sonnensturm ausgelöst ist, kannst du dir besser helfen, auf einschlägigen Websites nachschauen, wie die Intensität ist und ob es Aussicht gibt auf ein Abflachen. Gerade der traumatisierte Mensch kann sich dann beruhigen und sagen: »Und diesmal hat es nichts mit mir zu tun, sondern es gibt einen äußeren Grund, der auch auf mich einwirkt.« Ich finde, dass man damit ein anderes Handling hat!

Die Erde verändert sich. Nichts wird so bleiben, wie es war, zum Glück! Wenn wir uns nämlich ansehen, wie es Gaia – das ist der griechische Name unserer Mutter Erde – aktuell geht, dann wissen wir, dass es so auch gar nicht weitergehen darf! Der Mensch malträtiert den Planeten schon seit langer Zeit. Die Erde wehrt sich mit

Erdbeben, Flutkatastrophen und Ähnlichem mehr. Und das ist wahrscheinlich erst der Anfang. Wir müssen den Umgang mit der Erde vollkommen überdenken und neu gestalten. Das wissen wir alle. Viele Menschen und Initiativen sind bereits dabei, etwas zu verändern, damit unsere Nachkommen auch in hundert Jahren noch hier leben können.

Neben dieser absolut notwendigen praktischen Unterstützung unseres Heimatplaneten gibt es auch eine energetische Veränderung, die die Erde durchläuft und die uns Hoffnung geben sollte. Es geht um die Schwingungserhöhung der Erde, die Auswirkung von Sonnenstürmen auf unseren Planeten und die sogenannte Schumann-Resonanz.

Schwingungserhöhung, Sonnenstürme und Schumann-Resonanz und ihre Auswirkung

Die sogenannte Schumann-Resonanz ist manchen auch als »Schumann-Frequenz« bekannt. Was ist das nun? »Durch Blitze und andere Vorgänge in der Atmosphäre [...] werden elektromagnetische Wellen erzeugt, die zwischen der Erdoberfläche und der Ionosphäre um die Erde verlaufen. Wenn diese Strahlung die richtige Wellenlänge hat, kommt es zu einer Verstärkung und Überlagerung. So entstehen stehende Wellen, die in etwa achtmal pro Sekunde um die Erde laufen. Diese Resonanz nennt man Schumann-Resonanz, benannt nach [...] [ihrem] Entdecker Winfried Schumann [1888–1974], Physiker der TU München. Die Grundfrequenz liegt bei 7,83 Hertz.«[15]

So die allgemeine Definition. Interessanterweise entspricht die Grundfrequenz der Schumann-Resonanz damit in etwa dem Alpha-Rhythmus des menschlichen Gehirns. Alpha-Wellen sind relativ langsame Gehirnwellen, die für einen entspannten Wachzustand kennzeichnend sind und die zu einer erhöhten Erinnerungs- und Konzentrationsfähigkeit und damit auch zu mehr Kreativität führen. Bei

7,83 Hertz spricht man von der sogenannten Basisfrequenz F1. Neben dieser gibt es aber noch sieben weitere Frequenzen, also insgesamt acht, wobei vier davon einen direkten Einfluss auf unser Gehirn haben. Diese wären F1 = 7,83 Hertz, F2 = 14,3 Hertz, F3 = 20,8 Hertz und F4 = 27,3 Hertz. Das sind die sogenannten Leitfrequenzen.

Die Schumann-Frequenz an sich erhöht sich wohl nicht. Was jedoch in den letzten Jahren zugenommen hat, sind Dissonanzen innerhalb ihrer Bewegungen, Ausschläge in den Ladungen oder Störungen der Wellen. Das hat einen direkten Einfluss auf unseren Körper, unser Gehirn und damit auch auf unser psychisches Befinden. Sympathikus und Parasympathikus werden direkt von den Schumann-Frequenzen beeinflusst.[16]

Über die fortwährend gemessenen Schumann-Frequenzen lassen sich konkrete Aussagen über die Bewusstseinszustände, die an diesem Tag vorherrschen, machen. Messbar sind die Frequenz und die Ladungsintensität der Amplituden. Normalerweise schwingen alle vier Frequenzen harmonisch miteinander, entweder zusammen nach oben oder unten. Seit 2014 kommt es allerdings zu Störungen, so entstehen Disharmonien, oder die Wellen werden ganz unterbrochen. Wir empfinden das unbewusst – wie in der Musik, wenn ein Musiker im Orchester ausschert – oft als Misston und damit als äußerst unangenehm.

Liegen die gemessenen tagesaktuellen Frequenzen unterhalb der der Leitfrequenzen, wird unser Unterbewusstsein angesprochen, und die rechte Gehirnhälfte dominiert. Liegen sie über den Leitfrequenzen, dann dominiert unsere linke Gehirnhälfte, und unser rationales Denken wird überstrapaziert.

Als weiterer Effekt kann sich durch Erdbeben, schwere Stürme, Vulkanausbrüche und Sonnenstürme ebenfalls die Aufladung der Amplituden verändern, das heißt, es entstehen elektrische Spannungen innerhalb der Frequenz. Dabei ändert sich jedoch nicht die Frequenz an sich, sondern ihre energetische Wirkung erhöht oder reduziert sich. Wenn wir beim Beispiel eines Orchesters bleiben: Hier würde sich die Lautstärke verändern, aber nicht das harmonische Zusammenspiel an sich. Verändern sich sowohl die Frequenz der Wellen als auch ihre Ladung, dann erleben wir Folgendes:

- Steigen die Frequenzen über die normalen Leitwerte bei gleichzeitig starker Ladung, dann fühlen wir uns leicht gestresst, haben Konzentrationsschwierigkeiten und größere Probleme, in unserem normalen Alltag klarzukommen.
- Fallen die Frequenzen unter die normalen Leitwerte bei gleichzeitig starker Ladung, dann kommen oft unbewusste, innere Themen mit extremer Geschwindigkeit nach oben und überrollen uns förmlich.

Ab und an kommt es auch zum Totalausfall der Wellen, das kann dazu führen, dass unsere automatisierten Denkstrukturen und Konditionierungen aufbrechen, was eine Chance, aber auch eine große Überforderung bedeuten kann.

Die Veränderungen der Schumann-Frequenzen kann uns also unterstützen, unsere ungelösten inneren und äußeren Themen zu klären, je nachdem, in welche Richtung sich die Frequenzen verändern. Da die Schumann-Resonanz auch unser Denken steuert und immer häufiger ausfällt, geht es mehr und mehr darum, eigenverantwortlich zu denken und zu handeln und uns damit weiterzuentwickeln. Dennoch ist es wichtig, hier auch selbstsorgsam mit uns zu sein. An Tagen, an denen die Schumann-Frequenzen sehr stark schwanken, müssen wir mehr für uns sorgen als sonst, wir funktionieren nicht mehr so gut und sind nervlich schneller gereizt.

Neben der Schumann-Resonanz haben wir es auch mit geomagnetischen Stürmen zu tun, die durch Sonnenstürme erzeugt werden und einen direkten Einfluss auf uns haben. Nach einer Definition des Deutschen GeoForschungsZentrum Potsdam (GFZ) kann ein magnetischer Sturm auftreten, wenn es infolge von Eruptionen auf der Sonne zu einer deutlichen Verstärkung der Sonnenwindenergie in Richtung Erde kommt. Wenn die erhöhte Sonnenstrahlung und dieser erhöhte Sonnenwind mit dem Magnetfeld der Erde in Wechselwirkung treten, könne man in magnetischen Registrierungen sehr starke Schwankungen beobachten. »Magnetische Stürme können Auswirkungen auf unsere moderne Technik haben und z. B. zu Störungen des Funkverkehrs, Satellitenausfällen oder im Extremfall sogar zu Stromausfällen führen.« Besonders während solch magnetischen Stürmen entstünden auch Polarlichter. »Wegen des Dipolcharakters des Magnetfeldes ist dieses Phänomen normalerweise nur in der Nähe der Magnetpole zu beobachten. Bei starken magnetischen Stürmen können Polarlichter sogar bis nach Süddeutschland beobachtet werden.«[17]

Weil ich es genauer wissen wollte, habe ich noch einmal nachgefragt. Frau Dr. Monika Korte vom GFZ schrieb mir Folgendes: »Ein Sonnensturm wird, wie der Name sagt, durch Vorgänge auf der Sonne erzeugt und führt zu einer deutlichen Verstärkung des Sonnenwinds. Ob daraus auch ein deutlicher geomagnetischer Sturm wird, hängt von den folgenden 2 Faktoren ab: 1. Richtung und Dauer des Sonnensturms müssen so sein, dass sie die die Erde umgebende Magnetosphäre des Erdmagnetfelds überhaupt treffen. Wenn der Sonnensturm von kurzer Dauer ist, kann er einfach an der Erde vorbeigehen und nicht zu erhöhter Aktivität im Magnetfeld führen. 2. Der Sonnenwind führt auch ein Magnetfeld mit sich, welches von unterschiedlicher Ausrichtung sein kann. Je nach dieser Ausrichtung ist die ›Ankopplung‹ an die Magnetosphäre der Erde stärker oder schwächer, es wird ein deutlich unterschiedlicher Anteil des Sonnenwinds in die Magnetosphäre hinein- bzw. darum herumgeleitet. Je größer dieser Anteil, desto stärker die Magnetfeldschwankungen. So können zwei gleich starke Sonnenstürme mit unterschiedlicher Orientierung des Sonnenmagnetfelds sehr unterschiedlich starke geomagnetische Stürme erzeugen.«

Nicht jeder Sonnensturm erzeugt also auch einen geomagnetischen Sturm. Welche immense Auswirkung Sonnenstürme dennoch haben, konnte erst im Februar 2022 beobachtet werden, als Elon Musk 40 seiner Starlink-Satelliten durch einen Sonnensturm verlor. Und so, wie Sonnenstürme einen Effekt auf die Technik haben, haben sie auch einen auf uns Menschen. Je stärker ein Sonnensturm auf die Erde trifft und damit auch zu einem geomagnetischen Sturm wird, umso stärker sind auch die Auswirkungen auf den Menschen.

Psychische Auswirkungen von Sonnenstürmen können die folgenden sein:

- Angst, Stress, Aggressionen, Depressionen bis hin zu Suizidgedanken,
- generell erhöhte Stimmungsschwankungen,
- Schlafstörungen.

Körperliche Auswirkungen bei Sonnenstürmen können die folgenden sein:

- Schwindelgefühle,

- Kopfschmerzen bis hin zur Migräne,
- Sehstörungen,
- Verdauungsstörungen,
- Herz-Kreislauf-Beschwerden wie Blutdruckanstieg und Herzrhythmusstörungen.

Und laut einer Studie der NASA erhöhten sich die Schlaganfall-, Herzinfarkt- und Unfallraten signifikant.

Tipps zum besseren Umgang mit Sonnenstürmen und starken Frequenzveränderungen der Schumann-Resonanz:
- ausreichend schlafen (man sollte dem Körper hier nachgeben),
- viel stilles Wasser von guter Qualität trinken,
- so oft wie möglich in die Natur gehen (wenn möglich, barfuß laufen, bewusst die Energie der Erde in sich aufnehmen, zum Beispiel über die Fußsohlen »einatmen« und in den Körper »hochziehen«, Bäume umarmen und ihre Energie aufnehmen, sich auf die Erde legen),
- sich regelmäßig bewegen (Ausdauersportarten, Spaziergänge, Schwimmen, Radfahren und so weiter),
- Meditation,
- mit Kaiser-Natron baden (gleicht aus),
- gesunde Ernährung,
- und trotz allem: immer wieder lachen und Freude zulassen!

Werden dir ungelöste problematische innere Themen bewusst, dann kläre Sie! Entweder allein, oder suche dir Hilfe! Auch ich setze mich oft hin, schaue mir an, was sich zeigen will, und löse es, selbst wenn ich nicht immer Lust dazu habe ... Die aktuelle Energiequalität lässt ein Ausweichen und Verdrängen nicht mehr zu!

Etliche spirituelle Schulen gehen davon aus, dass wir mit den Sonnenstürmen viele Lichtcodes aufnehmen, die zu einem Upgrade unseres elektromagnetischen Feldes führen. Viele sprechen hier auch von dem Begriff »Schwingungserhöhung«. Was bedeutet er? Die meisten Menschen schwingen noch unter 200 Hertz, durch negative Gefühle wie Angst, Scham und Schuld. Durch die Upgrades können alle Menschen anfangen, höher zu schwingen. Sie wirken bis auf unsere DNA-Ebene. Wir bekommen damit einen besseren Zugang zu unserer Intuition und zu höheren Bewusstseinsebenen. Unter diesen Links[18] findest du die aktuellen Messungen geomagnetischer Stürme und der Schumann-Resonanz:

https://isdc.gfz-potsdam.de/kp-index
https://www.spaceweatherlive.com/de.html
https://sonnen-sturm.info/schumann-frequenz

Messwert (Lebenskraft in Hertz)	Ebene (meistens befiden wir uns auf mehreren Ebenen)	Merkmale	Lebensauffassung	Ausstrahlung	Allgemeine Merkmale der Ebene <200 und >200 Hertz
700–1000	Inspiration, Sein, Gnade, »Erleuchtung«	Buddha-, Christus-, Krishna-, Gottesbewusstsein	Alles ist lebendige Energie, Liebe, Information.	All-eins-Sein, OM …	Gelassenheit, Ruhe, Stille, Fülle, Einheit, Erleichterung, Ehrlichkeit, Echtheit, Schönheit, Wachstum, Heilung, Gesundheit, Kooperation, Toleranz, Schöpferhaltung, gebend, teilend, unterstützend, ausgleichend, humorvoll, kraftvoll, leicht, friedlich, frei, produktiv, bunt, verbunden, integer, kräftig
600	Frieden, »Erlösung«	Glückseligkeit, innere Stille	Alles ist mit allem verbunden, ist heilig und vollkommen.	Ich bin lebendiges Bewusst-SEIN.	
540	Bedingungslose Liebe, Daseinsfreude, »Erwachen«	Heitere Gelassenheit, Mitgefühl, »Wunderheilung«	Alles Leben ist absolut vollständig.	Ich bin Freude.	
500	Liebe	Vergebung, Dankbarkeit	Mein Leben ist gütig, wohlwollend.	Ich bin Liebe.	
400	Vernunft	Verstehen, Erkennen, Logik	Mein Leben ist bedeutsam.	Ich bin vernünftig.	
350	Akzeptanz	Versöhnung, Unschuld	Mein Leben ist harmonisch.	Es ist so, wie es ist.	
310	Bereitwilligkeit	Offenheit, Lebensbejahung, Engagement	Mein Leben ist hoffnungsfroh.	Ich bin zuversichtlich.	

<table>
<tr><th>Messwert (Lebenskraft in Hertz)</th><th>Ebene (meistens befiden wir uns auf mehreren Ebenen)</th><th>Merkmale</th><th>Lebensauffassung</th><th>Ausstrahlung</th><th>Allgemeine Merkmale der Ebene <200 und >200 Hertz</th></tr>
<tr><td>250</td><td>Neutralität</td><td>Sicherheit, Freiheit, Urteilsfreiheit</td><td>Mein Leben ist zufriedenstellend.</td><td>Leben und leben lassen ...</td><td rowspan="2">Gelassenheit, Ruhe, Stille, Fülle, Einheit, Erleichterung, Ehrlichkeit, Echtheit, Schönheit, Wachstum, Heilung, Gesundheit, Kooperation, Toleranz, Schöpferhaltung, gebend, teilend, unterstützend, ausgleichend, humorvoll, kraftvoll, leicht, friedlich, frei, produktiv, bunt, verbunden, integer, kräftig</td></tr>
<tr><td>200</td><td>Mut</td><td>Tapferkeit, Stärke, Wahrheitsliebe, Integrität</td><td>Mein Leben ist schaffbar.</td><td>Ich wachse über mich hinaus.</td></tr>
</table>

Bewusstseinssprung vom begrenzten, unbewussten Ego ↓ zum grenzenlosen, bewussten Selbst ↑

Messwert (Lebenskraft in Hertz)	Ebene (meistens befinden wir uns auf mehreren Ebenen)	Merkmale	Lebensauffassung	Ausstrahlung	Allgemeine Merkmale der Ebene <200 und >200 Hertz
175	**Stolz** Hochmut → Freude → Größe	Spott, Verachtung, Siegesgefühle	Das Leben fordert Gewinner oder Verlierer.	überlegen	Anspannung, Stress, Konflikt, Belastung, Konkurrenz, Drama, Kampf, Leiden, Schwere Krankheit, Verfall, (Energie-)Mangel, »Energievampire«, Opferhaltung, manipulativ, unterdrückend, gewinnorientiert, abhängig, einsam, destruktiv, humorlos, Schwarz-Weiß-Denken **Ebenen unter 200 Hertz sind »Sandsäcke« am Ballon.**
150	**Wut** → Klärung → Frieden	Hass, Rache, Trotz, Feindschaft	Das Leben ist ein Kampf.	Tust du mir weh, tu ich dir weh.	
125	**Verlangen** Gier → Dankbarkeit → Fülle	Begehren, Frust, Sucht	Das Leben ist frustrierend.	Ich bekomme nie genug.	
100	**Angst** Lähmung → Mut → Kraft	Befürchtung, Besorgnis	Das Leben ist gefährlich.	Tu mir nicht weh.	
75	**Trauer** Schmerz → Zulassen → Freude	Bedauern, Kummer, Verlust	Das Leben ist traurig und enttäuschend.	Verlass mich nicht.	
50	**Hoffnungslosigkeit** Apathie → Vertrauen → Zuversicht	Verzweiflung, Depression	Das Leben ist hoffnungslos.	Ich werde nie glücklich.	

Messwert (Lebenskraft in Hertz)	Ebene (meistens befinden wir uns auf mehreren Ebenen)	Merkmale	Lebensauffassung	Ausstrahlung	Allgemeine Merkmale der Ebene <200 und >200 Hertz
30	**Schuld** Strafe → Mitgefühl → Vergebung	Strafe, Wiedergutmachung	Das Leben ist böse auf mich.	Ich gehöre bestraft.	Anspannung, Stress, Konflikt, Belastung, Konkurrenz, Drama, Kampf, Leiden, Schwere Krankheit, Verfall, (Energie-)Mangel, »Energievampire«, Opferhaltung, manipulativ, unterdrückend, gewinnorientiert, abhängig, einsam, destruktiv, humorlos, Schwarz-Weiß-Denken **Ebenen unter 200 Hertz sind »Sandsäcke« am Ballon.**
20	**Scham** Selbstablehnung → Selbstakzeptanz → Selbstliebe	Selbsterniedrigung, ein »Niemand« sein, Kleinheit, Peinlichkeit	Das Leben ist wert- und bedeutungslos.	Ich bin klein und minderwertig.	
0	**Tod**				

Die erweiterte »Skala des Bewusstseins« nach dem amerikanischen Psychiater Dr. David R. Hawkins[19] zeigt, welche Schwingung bestimmte Gefühle haben. Wenn wir nun wissen, dass es darum geht, unsere Schwingung möglichst hoch zu halten, dann bedeutet das übersetzt, dass es wirklich wichtig ist, Gefühle wie Angst, Trauer, Scham, Wut und Schuld zu bearbeiten, weil sie eben auch unsere Schwingung

»runterhalten« und so verhindern, dass wir in einen höheren Bewusstseinszustand aufsteigen können.

Mit diesen Ausführungen will ich für traumatisierte Menschen jedoch keinen zusätzlichen Druck aufbauen, denn oft befinden sie sich den ganzen Tag über in solchen Gefühlslagen. (Mehr dazu erfährst du in Teil II dieses Buches. In Teil III lernst du dann Übungen, die du jeden Tag praktizieren kannst und die deine Schwingung wirksam erhöhen.)

Wir alle werden immer wieder Angst und Trauer erleben, und das ist auch gut so. Man denke nur an einen Menschen, der seinen geliebten Partner verloren hat. Eine zu kurze Trauerphase könnte hier sehr schädlich sein, es käme dann zu keiner echten Verarbeitung. Trotzdem ist es wichtig, immer mal wieder im Blick zu behalten, wie ich meine Schwingung anheben kann. Denn eine niedrige Frequenz kann Symptome verstärken. Oft spüre ich das schon bei neuen Klienten, wenn sie den Raum betreten. Deshalb gebe ich ihnen Techniken zur Schwingungserhöhung, zur Reinigung und zum Schutz mit auf den Weg, obwohl sie dann manchmal etwas verdutzt reagieren. Meist geht es ihnen jedoch allein dadurch schon besser.

Portaltage

Neben den genannten Wirkfaktoren gibt es noch eine weitere Möglichkeit, wie wir von außen beeinflusst werden, nämlich durch die sogenannten Portaltage. Ich möchte sie der Vollständigkeit halber erwähnen. Im Gegensatz zur Schumann-Resonanz und zu den Sonnenstürmen sind sie wissenschaftlich nicht nachweisbar, scheinen aber dennoch einen großen Einfluss auf uns zu haben.

Portaltage beruhen auf dem astronomischen Maya-Kalender aus Mittelamerika. Auf Basis des Maya-Kalenders lassen sich die Portaltage für jedes Jahr berechnen. Wie viele davon wir pro Monat haben, ist unterschiedlich, so gibt es Monate, an denen zehn hintereinander folgen (was oft als sehr anstrengend empfunden wird), und andere Monate, an denen vereinzelt nur vier Portaltage vorkommen.

Man sagt, an diesen Tagen sei das Tor zum Kosmos besonders stark geöffnet, sodass uns starke kosmische Einströmungen und besonders hohe Schwingungen erreichen und gleichzeitig der Schleier zur geistigen Welt dünner ist. An Portaltagen können wir besonders gut meditieren, channeln sowie Heil- und Transformationsarbeit leisten (*channeling* bedeutet eigentlich »Kanalisierung«; das heißt, ich stelle mich als Kanal für die Botschaften der geistigen Welt zur Verfügung [man kann das lernen]). Tiefgreifende Veränderungen und Erkenntnisse sind möglich.

Leider haben Portaltage nicht nur positive Eigenschaften, sondern können, gerade wenn wir im Arbeitsleben stehen und funktionieren müssen, auch sehr lästig sein. Sie haben Auswirkungen auf Körper, Geist und Seele:[20]

- Man ist sehr müde,
- friert oder schwitzt übermäßig,
- ist unruhig,
- hat Schlafstörungen und intensive Träume,
- empfindet Schwindel,
- hat Kopf- und Rückenschmerzen,
- das Gefühl, »ausgebremst« zu sein.
- Die Dinge funktionieren nicht so, wie man es kennt, und
- Kaffee, Tee sowie Schokolade werden unter Umständen auffällig schlechter vertragen als sonst.

Auch hier gilt es also wieder, gut für sich zu sorgen, sich zu erden, sich auszuruhen und tatsächlich einen Gang zurückzuschalten. Nicht alle Menschen spüren die Portaltage bewusst. An manchen gehen sie sogar mehr oder weniger vorbei. Andere wiederum kommen kaum vom Sofa hoch. Je feinfühliger man ist, umso mehr spürt man auch von den Portaltagen.

Wir Menschen sind also starken Belastungen ausgesetzt, die zwar alle einen positiven Effekt haben können – siehe die Transformationsmöglichkeit an Portaltagen oder die Schwingungserhöhung durch die Lichtcodes der Sonne, die eben gerade bei Sonnenstürmen verstärkt auf uns eintreffen –, aber sie sind eben auch eine große Herausforderung, die es früher in diesem Ausmaß nicht gab. Genau deshalb nehme ich das Thema ins Buch, um dich dafür zu sensibilisieren und dir nahezubringen, dass du dich noch feiner spüren darfst und noch viel mehr als früher für dich sorgen musst. Denn unser Körper und unsere Psyche können derartige energetische Einwirkungen sonst nicht verkraften. Das bedeutet eben auch, dass keiner von uns mehr so leistungsfähig ist wie früher, sondern dass wir viel mehr Zeit für uns selbst brauchen!

Ich weiß, dass die Gesellschaft so nicht angelegt ist, sondern dass hier Leistung gefragt ist. Aber diesen Spagat müssen wir schaffen. Wir müssen uns selbst die/der Erste sein (finde ich schöner als die/der Nächste), egal, was andere von uns wollen. Eine Kollegin von mir, Heilerin, früher das absolute »Arbeitstier«, meinte auch kürzlich, dass sie längst nicht mehr so viel arbeiten könne wie früher. Und sie ist keineswegs ein Einzelfall. Der Körper braucht einfach mehr Zeit zur Regeneration, einmal, um die eintreffenden Lichtcodes und die damit einhergehenden Veränderungen im Organismus und im feinstofflichen System zu integrieren, aber auch, um eigene innere Themen zu klären.

Viele spirituelle Schulen gehen davon aus, dass wir eine höhere Schwingung erreichen sollen, genau wie die Erde, und dass es eine bestimmte Anzahl von Menschen braucht, die eine gewisse höhere Frequenz (siehe die Tabelle von Hawkins ab Seite 55) haben, damit die Erde »aufsteigen« kann. Was genau das bedeutet, das kann, glaube ich, keiner definieren. Es gibt die unterschiedlichsten Visionen davon. Eine davon besagt, dass wir dann auch Lichtwesen sehen können, die in einer viel höheren Schwingung als wir sind, wie Engel oder »Sternenrassen«. Zum jetzigen Zeitpunkt ist das nur wenigen möglich. Ich teile das hier sozusagen nur »der Vollständigkeit halber« mit und lasse mich überraschen, wie es mit uns und unserer Erde weitergeht. Dass jedoch etwas passiert, kann man an der veränderten Schumann-Resonanz und den vermehrten geomagnetischen Stürmen erkennen. Wir dürfen gespannt sein!

Kollektive Felder und ihre Einflüsse auf jeden Einzelnen

Wie gesagt sind wir mit allem und allen verbunden; das heißt, es hat Auswirkungen auf mich, wo ich lebe, mit wem ich lebe, wer mit mir arbeitet, in welchem Umfeld ich mich generell bewege, wie die Gesellschaft tickt, in der ich lebe, und welche Haltungen und Ansichten mein engster Freundeskreis hat. Ich bin damit verbunden. So habe ich in meiner Arbeit als Traumatherapeutin sehr viel mit Traumafeldern, aktivierten Nervensystemen, Dissoziation[21] und auch negativen Energien im Allgemeinen zu tun. Nicht umsonst sage ich immer, die Arbeit als Traumatherapeutin ist kein ungefährlicher Job, denn ich bin den Großteil des Tages nicht mit gut regulierten, sondern mit traumatisierten Systemen zusammen. Wenn von meinen vier täglichen Klienten drei stark dissoziieren, hat das einen vehementen Einfluss auf mein eigenes Feld und mein Nervensystem. Es schlaucht gewaltig, und da ich sehr feinfühlig bin, was für diese Art der Arbeit zwingend nötig ist, fühle ich die Dissoziation oft mit. Das hat wiederum den Vorteil, dass ich sie meist eher bemerke als der/die KlientIn und ihn/sie dadurch schneller mit Dissoziationsstopps rausholen und in einen besseren Zustand bringen kann.

Ich sage das nicht, um mich zu beschweren, ich mache die Arbeit gern und ich habe sie mir ausgesucht. Wer mich kennt, weiß, dass ich mir deshalb jeden Morgen vor den Sitzungen Zeit nehme, um mich und meinen Praxisraum zu schützen und zu reinigen. Das Gleiche mache ich nach der Arbeit. Manchmal bin ich aber auch schlampig, das kommt mich dann meist teuer zu stehen, denn ich spüre oft erst zeitverzögert, dass ich mich nicht wohlfühle, schlapp und kraftlos bin. Dann gilt es herauszufinden, ob das vielleicht damit zu tun hat, dass ich mich nicht genug gereinigt habe und zu viele niedrig schwingende Energien mit nach Hause genommen habe. Ich erzähle das hier nur als Beispiel, um klarzumachen, wie sehr wir miteinander vernetzt sind.

Es ist wichtig, mit wem du dich umgibst

Vielleicht kennst du das: Du warst gerade in einem tollen Seminar oder hattest eine schöne Begegnung mit einem inspirierenden Menschen, fühlst dich großartig, strahlst, bist also in einer höheren Schwingung – und du kommst nach Hause und dein Partner bricht einen Streit vom Zaun. Du denkst dir: »Was ist hier eigentlich los? Ich verstehe das nicht. Es war doch alles super. Wieso passiert das jetzt?«

Dass so etwas vorkommt, kann Zufall sein, oft ist es jedoch so, dass das andere Familienmitglied, das jetzt gerade niedriger schwingt als du, diesen Unterschied nicht aushält und dich unbewusst wieder auf seine niedrigere Schwingung zu ziehen versucht. Was bedeutet das für dich? Sei aufmerksam, wenn es positive Shifts in deinem Leben gibt, denn du willst ja nicht nur kurz nach dem Seminar strahlen, sondern die höhere Schwingung auch halten. Beobachte, ob solche Reaktionen deiner Umwelt häufiger vorkommen, und lass dich in keinem Fall verstricken. Geh auf sinnlose Streitigkeiten nicht ein, schütz dich und geh in ein anderes Zimmer.

Normalerweise ziehen sich Menschen mit einer ähnlichen Schwingung an. Entwickelt sich nun einer weiter und wird seine Schwingung höher, dann kann das den anderen mitziehen, er geht auch auf ein höheres Level. Oder er versucht, den anderen wieder auf sein Niveau hinunterzuziehen. Passiert Letzteres ständig, bleibt in einer Beziehung häufig nur die Trennung als Ausweg. Das Gleiche gilt für einen jahrelangen Freundeskreis: Entweder musst du dich bei Leuten, die deutlich niedriger schwingen als du, ganz besonders vor der Begegnung schützen oder die Zahl der Treffen reduzieren – und dich eben im allerschlimmsten Fall von ihnen trennen. Aber so ist das Leben, alles ist in Bewegung, nichts bleibt, wie es war, und so solltest du, auch wenn es wehtut, Veränderung nur begrüßen. Wenn Altes geht, wird ja auch Platz für Neues gemacht, also für Menschen, die auch von ihrer Schwingung und ihrem ganzen Sein besser zu dir passen.

Mache dir klar: Wenn du mit einem dauerhaft depressiven Partner zusammenlebst oder eine Freundin hast, die die Welt immer nur negativ sieht, dann macht das was mit dir, deiner Frequenz, deiner Psyche und deinem Körper! Im schlimmsten Fall wirst du davon krank. Sei dir dessen bewusst. Wir alle haben Krisen, sind traumatisiert und so weiter. Das ist okay, schlimm wird es nur dann, wenn der/die andere sich nicht helfen lässt und in seiner/ihrer Krise und Depression über Jahre bleibt. Da wir alle miteinander verbunden sind, färbt das auf dich ab! Frage dich, ob du das willst.

Dawson Church erklärt dazu in seinem Buch *Geist über Materie*, wir seien alle miteinander durch unsere neuronalen Netze und über unsichtbare Energiefelder verbunden. Unsere Gedanken und Emotionen seien nicht in unserem Kopf und unserem Körper eingeschlossen, sondern sie wirken sich auf die Menschen aus, mit denen wir zu tun haben.[22]

Alles basiert auf Frequenzen, jedes Wort und jedes Gefühl hat eine Schwingung. Diese Frequenzen bestimmen je nach ihrer Höhe, wie stark ein Mensch bewusst ist. Willst du also immer bewusster werden, dann sorge für ein gesundes Umfeld, umgib dich mit Menschen, die sich entwickeln wollen, reinige und schütze dich gut, meditiere, sei viel in der Natur, beweg dich, iss gesund und achte auf deine Worte und deine Gedanken. Damit kannst du viel für dich tun.

Warum sind Städter betroffener als Landbewohner?

Warum Städter von alldem in der Regel stärker betroffen sind als Bewohner ländlicher Gegenden, liegt auf der Hand: In einer (Groß-) Stadt bin ich viel mehr und viel stärkeren kollektiven Feldern ausgesetzt als außerhalb urbaner Gebiete, schon allein durch die dichte Bebauung und die Anzahl der Menschen, gemessen an der Fläche. Neben den kollektiven Feldern von feinstofflicher Natur sind Großstadtmenschen auch um ein Vielfaches niederfrequenten elektrischen und magnetischen Feldern ausgesetzt als auf dem Land, zum Beispiel durch die Oberleitungen der Straßenbahnen, durch Warensicherungsanlagen von Kaufhäusern und vieles andere mehr, mal ganz abgesehen von Handymasten und Ähnlichem.

Doch das ist ein Thema für sich, und da kann jede/r selbst recherchieren, denn es gibt viele Möglichkeiten, sich davor zu schützen. Mir geht es um die feinstofflichen kollektiven Felder. Städte sind unterschiedlich bevölkert. Es gibt Viertel, die eher grün, verkehrsberuhigt und weniger dicht besiedelt sind, dann haben wir Ballungszentren, in denen wirklich viele Menschen förmlich aufeinanderhocken, es gibt Gebiete, in denen eher sogenannte Bildungsbürger und »mittelständische« Familien leben, aber auch Gegenden, in denen prekäre Bedingungen herrschen, oder wieder andere, wo vielleicht sogar Parallelgesellschaften etabliert sind.

Die genannten Zuordnungen sind natürlich rein plakativ und nur beispielhaft zu verstehen. Die Übergänge können fließend sein. Doch wenn ich nun weiß, dass kollektive Felder auf mich wirken, dann weiß ich nicht nur, dass mein direkter Nachbar Auswirkungen auf mich hat, sondern auch die Community, der Stadtteil, in dem ich lebe. Wohne ich also in einer Gegend, die eher eine hohe Kriminalitätsrate hat, wo vielleicht Drogen gehandelt und konsumiert werden, hat das neben eventuellen handfesten auch feinstoffliche Auswirkungen auf mich und (da sind wir wieder!) meine Frequenz.

Das heißt, ab und an sollte ich mich fragen: Passe ich noch in meine Gegend, tut sie mir noch gut?

Medienüberflutung und kollektives Trauma

Wir leben in Zeiten, in denen die Menschen viel Angst haben, aufgrund von Corona, durch Kriege und vieles mehr. Oft wird das noch verstärkt durch die Medien, und zwar egal ob durch das Fernsehen, die Tageszeitung oder den exzessiven »Genuss« von sozialen Medien wie Telegram oder Facebook – beides ist im Übermaß schädlich, beides kann sehr einseitig sein und nachhaltig auf mich und auch auf das konsumierende Kollektiv wirken.

So habe ich Klienten wirklich schon dringend empfohlen, sich Nachrichten, die ja überwiegend aus Schreckensbotschaften bestehen, nur noch bedingt oder gar nicht mehr anzuschauen, da diese, wie negative Fernsehbilder im Allgemeinen, »sekundär« traumatisieren können, genauso wie beispielsweise die »Informationen« der meines Erachtens teilweise kruden Instant-Messaging-Kanäle. Ich habe manchmal den Eindruck, dass viele Zeitgenossen durch die Informationsflut – egal aus welcher Richtung – so geschädigt sind, dass sie eins und eins nicht mehr zusammenzählen können und nicht mehr in der Lage sind, logisch und kritisch zu denken, weshalb sie Gehörtes und Gelesenes einfach unreflektiert übernehmen.

Dazu kommt das sogenannte kollektive Trauma. In der ganzen Welt und vor allem bei uns in Deutschland wurden die kollektiven Traumata, insbesondere der Erste und der Zweite Weltkrieg, nie wirklich »verarbeitet«. Mehrere Studien zeigen, dass die Nachfolgegenerationen von kriegstraumatisierten Nationen viel anfälliger für Krankheiten und posttraumatische Belastungsstörungen (PTBS) werden als die Kriegsgeneration selbst. Ist eine Gesellschaft kollektiv traumatisiert, dann können diese Gesellschaft und ihre Mitglieder bestimmte Tatsachen nicht sehen, sie sind geradezu blind, sogar für teils Offensichtliches. Denn zu einer Traumatisierung gehören Dissoziation, Verleugnung und Verdrängung.

Neben einer medialen Beeinflussung könnte also die kollektive Traumatisierung unserer Gesellschaft die Ursache dafür sein, dass Menschen offensichtliche Fakten nicht mehr erkennen und demnach für sich und ihr Leben keine logischen Schlüsse mehr ziehen können. Was könnte dafür die Lösung sein? Man sollte weniger beziehungsweise kritischer Medien konsumieren, und jeder Einzelne sollte an seinem Trauma arbeiten. Wir müssen kollektiv unser Trauma heilen! So hat beispielsweise der moderne Mystiker und spirituelle Lehrer Thomas Hübl den Collective Trauma Integration Process (CTIP) entwickelt, der es ihm ermöglicht, auch an kollektiven Traumata wie dem Holocaust zu arbeiten.[23]

Lerne, die eigene innere Stimme zu hören beziehungsweise Zugang zu einer übergeordneten Weisheit oder Instanz zu finden. Für manche ist das der Kontakt mit dem höheren Selbst, für andere ein Engel oder etwas anderes. Und bitte diese Instanz um Informationen. Das bedarf natürlich einiger Übung. Je persönlicher die erbetenen Informationen sind, umso größer ist allerdings auch hier die Gefahr, dass man dabei eigene oder übernommene Informationen projiziert und keine sauberen Antworten bekommt.

Zu viel negativer Medienkonsum, aus welcher Quelle auch immer, ist demnach im Übermaß schädlich und versetzt Menschen in Angst. Wir erinnern uns: Angst hat eine extrem niedrige Schwingung von 100 Hertz. Um einen echten Unterschied zu machen, bewusster zu werden, müssen wir aber auf über 200 Hertz kommen. Negative Nachrichten und Bilder können uns also in einem dauerhaft niedrigen Schwingungszustand halten, sodass sich das, was sich die Menschen am meisten wünschen, nämlich dass wir uns in eine schöne, bessere, friedlichere und liebevollere Welt entwickeln, nicht realisieren kann. Bin ich die ganze Zeit aufgrund von Corona-Schlagzeilen oder anderem in einer Schockstarre, dann ist keine Entwicklung möglich. Genau die brauchen wir aber! Sind in einer Community ganz viele in Angst, dann potenziert sich das quasi auch für jeden Einzelnen nach oben. Es kann jedoch auch sein, dass es dir gut geht, du auf dich und deinen Medienkonsum achtest und trotzdem bemerkst, dass dich eine Angstwelle erwischt, dann ist es wirklich wichtig zu schauen – ist das deine eigene Angst oder ist das die kollektive Angst, die du spürst, und hast du dich da, ohne es zu bemerken, angekoppelt? Darüber hinaus ist bei uns auch Scham und Schuld kollektiv verankert, nicht nur durch die Weltkriege, sondern ebenfalls durch über zwei Jahre Corona.

Auch in der Schule und in der Kindererziehung wird häufig noch mit Beschämung und Schuld gearbeitet. Was macht das mit einem Menschen? Dadurch implementiere ich eine sehr niedrige Schwingung, denn Schuld und Scham haben die niedrigste Frequenz. Kollektiv schwingt die Menschheit unter 200 Hertz. Wenn wir uns aus unserer kollektiven Angst, Scham und Schuld befreien wollen, dann müssen wir die magische Frequenz von 200 Hertz überschreiten. Aber wie? Indem wir den Menschen zeigen: Du bekommst es hin, du kannst kontrollieren, du kannst entscheiden, deine Entscheidungen haben eine Macht, du bist nicht ausgeliefert. Denn verliere ich das Gefühl von Kontrolle, dann bin ich leichter manipulierbar. Auch erlernte Hilflosigkeit ist ein kollektiver Blueprint: »Du bist machtlos. Da kannst du nichts machen«, sagen sich Menschen gegenseitig. Vieles davon wird epigenetisch weitervererbt und stammt schon von unseren Ahnen. (Mehr davon, inklusive einer Lösungsübung, findest du im Kapitel »Ahnenheilung: Ein wichtiger Puzzlestein auf dem Heilungsweg«.)

Die kollektive Angst sitzt in unseren Zellen und Chakren. Aktuell haben viele Menschen einen hohen Cortisolspiegel, wir sind infolge von Corona, Kriegen und drohender Umweltkatastrophen in permanenter Anspannung, alle körperlichen Funktionen sind damit eingeschränkt. Wir bleiben bei der Angst hängen. Es wäre hier sinnvoll, ein Worst-Case-Szenario durchzuspielen: Was könnte dir im schlimmsten Fall passieren? Verliere ich wirklich meine Wohnung, meine Arbeit, habe ich kein Geld mehr oder noch viel Schlimmeres? Spiele das einmal durch, vielleicht auch mit einem Freund. Nur eine entlarvte Angst ist handelbar. Darüber hinaus haben wir es oft eben mit traumabedingter Angst zu tun. Wie ich diese löse, kannst du in meinem letzten Buch nachlesen.

> Mache dir einmal bewusst: Egal, was passiert, selbst wenn du stirbst, deine Seele lebt trotzdem weiter. Vielleicht hilft dir dieser Gedanke. Du kannst nicht tiefer fallen als in dein wahres Zuhause, in dem du Licht, Liebe, Freude und Weite findest – deine wahre Natur.

Ich möchte dir an dieser Stelle noch eine hoffnungsvolle Zukunftsaussicht mitgeben: Je mehr positive, hochschwingende, bewusste Menschen sich verbinden, umso eine größere Auswirkung hat das auf alle sie umgebenden, vielleicht eher niedrig schwingenden kollektiven Felder. Denn diese Menschen können die Schwingung dieser

Felder anheben. Damit ließe sich die Entwicklung ganzer Gesellschaften verändern! Wenn wir damit bewusst arbeiten, überlege einmal, welchen positiven Einfluss jeder Einzelne von uns hat und warum es so wichtig ist, dass sich jeder von uns entwickelt und so die eigene Schwingung anhebt! Nicht umsonst gibt es momentan viele Massenmeditationen – hier verbinden sich Menschen mit einer guten Intention, um gezielt Ereignisse positiv zu beeinflussen. Schau dir dazu vielleicht auch noch einmal die Kapitel »Quantenphysik und Materie« sowie »Gehirnwellen und energetische Heilung« an, dann weißt du, warum das funktionieren kann.

Hilfe durch die Natur

Die Natur – sie ist da, überall um uns herum, und sie wird doch so häufig unterschätzt. Dabei kann sie gerade in der heutigen Zeit auf sehr simple Art und Weise unser größter Helfer sein. Wir brauchen nur zu ihr zu gehen und sie einmal bewusst zu nutzen. Wasser, Bäume, pure Erde, Wald und Wiesen, selbst ein kleiner Stadtpark können uns – bewusst wahrgenommen – dabei unterstützen, wieder regulierter, ruhiger und gelassener zu werden, unser Herz und unsere Lungen weit zu öffnen und wieder ganz und gar anzukommen: bei uns selbst. Nutze dies!

Auch die Ankopplung an kollektive Angstfelder kann sich in der Natur lösen, schon allein deshalb, weil ein Aufenthalt in der Natur deine Schwingung sofort anhebt. Nicht umsonst liegt das »Waldbaden« so im Trend. Bei dem aus Japan stammenden Ansatz des Waldbadens *(shinrin-yoku)* geht es um das bewusste Eintauchen in die Waldatmosphäre. Denn der Wald wirkt sich positiv auf unser seelisches und körperliches Wohlbefinden aus. Das hat unter anderem damit zu tun, dass Bäume bestimmte Botenstoffe, sogenannte Terpene, produzieren. Das sind organische Substanzen und Öle, die man beim

Einatmen aufnimmt und die eine positive Wirkung auf den Körper haben. In Kombination mit Bewegung, Meditation und Achtsamkeitsübungen schaltet der Körper automatisch einen Gang zurück, senkt den Blutdruck und schaltet in die Tiefenentspannung. Die sauerstoffreiche Waldluft wirkt sich außerdem positiv auf den Cortisolspiegel aus.

Laut neueren Studien ist ein Ausflug in den Wald zudem nicht nur gesund, sondern macht auch noch glücklicher: Wer mindestens zwei Stunden pro Woche in der Natur verbringt, lebt ausgeglichener und zufriedener.[24]

Kleine Waldbaden-Übung

Gehe, wenn du kannst, barfuß, spüre die Erde unter deinen Füßen, das weiche Gras, den moosigen Boden, was auch immer dein Untergrund ist, und ziehe die Erdenergie aus der Erde über deine Fußsohlen in deinen Körper. Atme! Wirklich tief. Lass dich mit jedem Einatmen von der einströmenden Erdenergie kräftigen, und atme alles Belastende, Alte, Niedrigschwingende aus.

Finde einen tollen Baum, einen, der dich so richtig anzieht, weil er besonders groß und kraftvoll oder vielleicht schon sehr alt ist, deinen Wohlfühl-Baum! Umarme ihn, genieße seine Kraft und Stärke, spüre seine Rinde, seine Temperatur, und bitte ihn, dir Kraft zu geben. Nimm wirklich wahr, wie die starke Baumkraft durch die Rinde in deinen Körper fließt und dich nährt. Übergib deinem Lieblingsbaum all deinen Kummer und genieße, wie es dir mehr und mehr besser geht.

Solltest du einen Bachlauf oder See in der Nähe haben, dann springe in der wärmeren Jahreszeit hinein und übergib dem Wasser alle deine Sorgen, deinen Kummer, alle unguten Energien. Das Wasser wird dich mit Freude unterstützen und dich gern, auch energetisch, im wahrsten Sinne des Wortes reinwaschen.

Nutze diese Kräfte für dich und sei, sooft du kannst, in der Natur! So aufgetankt, kannst du nun in deinen normalen Alltag zurück.

Die Ablösung von kollektiven Feldern

Wie kannst du dich nun vor kollektiven Angstfeldern schützen? Nun, du kannst, wie in Teil III beschrieben, jeden Morgen mit gezielten Übungen für deine Reinigung, deinen Schutz und deine gute Schwingung sorgen. Wenn du mit dir selbst verbunden bist, dich gut kennst, dann wirst du wissen, wenn du dich an einem Tag einmal merkwürdig, ängstlich, besonders angespannt oder auch depressiv fühlst, ob das deins ist – vielleicht mit deinem Trauma/deiner Geschichte zusammenhängt oder mit einem Tagesereignis wie dem Streit mit dem Partner – oder ob es gar nichts mit dir zu tun hat. Dann frage dich selbst, zum Beispiel deine innere Stimme, dein höheres Selbst (siehe die Übung »Kontaktaufnahme mit dem höheren Selbst«) oder eine andere übergeordnete Instanz, ob du vielleicht mit negativen kollektiven Feldern verbunden bist, und warte ab, welche Antworten in deinem Inneren auftauchen.

Eine weitere Möglichkeit, dies herauszufinden, ist der Einsatz des kinesiologischen Muskeltests. Ich möchte dir hier den sehr einfachen kinesiologischen Ringtest vorstellen. Probier aus, ob er dir liegt und du mit ihm zu klaren Ergebnissen kommst.

Kurz zur Erklärung: Die Kinesiologie (griechisch κίνησις [Bewegung]) wurde in den Sechzigerjahren von dem amerikanischen Chiropraktiker George Goodheart (1918–2008) entwickelt. Sie ist ein alternativmedizinisches Diagnose- und Therapieverfahren, das mithilfe von Muskeltests Störungen und Blockaden im Energiefluss erkennt und dann entsprechend löst. Goodheart fand heraus, dass Muskeln unter Stress schwach werden. So analysieren unser Gehirn und Nervensystem permanent alles auf seine Stresshaftigkeit. Über das autonome Nervensystem erkennt der Körper, ob es sich für ihn um stressfreie oder stressträchtige Impulse handelt. Das Gehirn gibt diese Impulse weiter, die sich als schwacher oder starker Muskel zeigen. Bei einem stark getesteten Muskel liegt kein Stress vor, bei einem schwach getesteten Muskel liegt eine Stressbelastung vor. Zunutze machen kann ich mir das, wenn ich Fragen habe, die ich rational nicht unbedingt beantworten kann, beispielsweise: »Ist dieses Nahrungsmittel gut für mich?«, »Vertrage ich diese Hautcreme?« oder eben auch »Ist die Angst, die ich fühle, meine eigene?«, »Gehört sie zu einer anderen Person?« oder »Bin ich an kollektive Angstfelder angeschlossen?«. Mit dem Ringtest kann ich herausfinden, ob dem so ist. Er funktioniert wie folgt.

Übung: Der kinesiologische Ringtest

- Halte deinen Zeigefinger und deinen Daumen an beiden Händen zusammen. Schiebe nun die gebildeten Fingerringe (siehe Abbildung) ineinander, sodass es wie ein Kettenglied aussieht. Versuche nun, beide geschlossenen Ringe auseinanderzuziehen. Du kannst spüren, wie viel Kraft in deinen Fingern steckt. Sage nun einmal deinen Vornamen: »Ich heiße …«, und versuche jetzt, die Fingerringe wieder auseinanderzuziehen. Die Finger werden selbst bei einem starken Zug zusammenbleiben.
- Teste nun einmal mit einem falschen Vornamen, und sage laut: »Ich heiße … [setze hier den falschen Namen ein]«, und versuche jetzt, die Fingerringe wieder auseinanderzuziehen. Du wirst sehen, dass du sie nicht mehr zusammenhalten kannst. Denn der falsche Name hat in deinem Nervensystem Stress ausgelöst – die Fingermuskeln werden schwach. Bei deinem richtigen Namen wird kein Stress ausgelöst, die Fingermuskeln bleiben also stark.

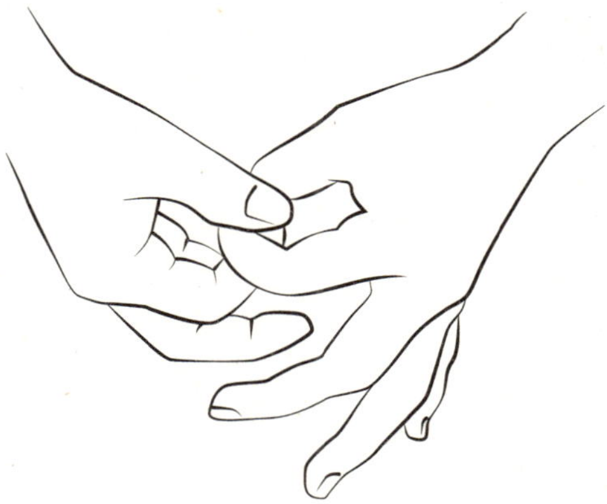

Die Fingerhaltung beim kinesiologischen Ringtest

Fange an, ein wenig mit dem Selbsttest zu experimentieren und zu üben. Nicht jedem liegt der Ringtest. Falls du mit ihm nicht zurechtkommst, kannst du es beispielsweise auch mit dem kinesiologischen Armlängentest versuchen. Im Internet findest du diverse sehr gute Videos zur Anleitung für diesen und andere kinesiologische Selbsttests, du kannst sie einfach mit der Suchmaschine aufstöbern.

Solltest du festgestellt haben, dass du an kollektive Angstfelder angeschlossen bist, dann gebe ich dir nachfolgend noch eine weitere Übung, dich zu entkoppeln.

Übung: Sich von kollektiven Angstfeldern entkoppeln

- Nimm dir Zeit und zieh dich wieder auf einen ruhigen Platz in deiner Wohnung zurück, an dem du dich sicher und geborgen fühlst. Installiere dann deinen Auraschutz (siehe den Abschnitt »Der ›normale‹ Schutzmantel« in Teil III), erde dich und nimm noch einmal bewusst zwei bis drei tiefe Atemzüge. Bemerke, wie du mit jedem Einatmen ruhiger und entspannter wirst und mit jedem Ausatmen alle Gedanken, Gefühle, alles, was so rumschwirrt in deinem Kopf, einfach loslässt.

- Wenn dir das hilft, kannst du auch gern noch geistige Helfer wie Engel, aufgestiegene Meister oder ähnliche Helfer dazurufen und um Unterstützung bitten, zum Beispiel Erzengel Michael, der sich für diese Übung besonders gut eignet. Geistige Wesenheiten müssen immer dreimal laut angerufen werden, zum Beispiel so: »Ich rufe Erzengel Michael herbei.«
- Stehe nun aufrecht auf dem Boden, strecke die Arme aus und nimm ihre Länge wahr. Genauso groß wie deine Armesbreite ist der Durchmesser des goldenen Lichtkreises, den du jetzt um dich liegend auf dem Boden visualisierst. Du stehst in der Mitte deines goldenen Lichtkreises.
- Visualisiere nun einen weiteren Lichtkreis, welcher deinem Lichtkreis gegenüberliegt, die gleiche Größe hat und deinen Lichtkreis an einer Stelle leicht berührt, wichtig: aber nicht überschneidet! Stelle dir nun vor, dass in dem anderen Lichtkreis alle kollektiven Angstfelder liegen, mit denen du jetzt irrtümlich vernetzt bist, sei es, weil du in einer großen Stadt lebst, sei es, weil du zu viele Kriegsbilder gesehen hast. Du stehst demnach jetzt in einem Feld einer goldenen liegenden Acht.
- Fahre jetzt, vom Berührungspunkt der beiden Kreise ausgehend, mit einem strahlend silbernen Licht die goldene Acht ab. Schau dir dazu genau die Pfeile auf dem Bild an, es ist sehr wichtig, dass du die richtige Richtung nimmst! Tue dies 30-mal. Löse nun die Acht auf, spüre nach: Wie fühlst du dich – leichter, befreiter, weiter? Wie fühlt es sich an, wieder in der eigenen Essenz zu sein?

Du kannst diese Übung beliebig oft wiederholen und einfach nach Bedarf machen.

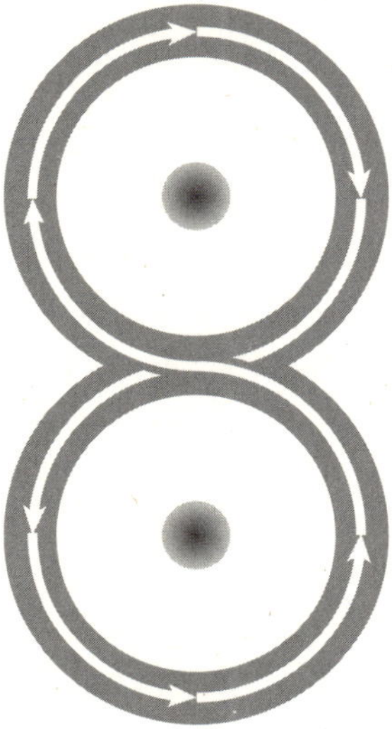

Die goldene Acht

Lichtvolle Helfer – Engel, Sternenrassen und Co.

Falls du ein spiritueller Mensch bist, wird dieses Kapitel nichts Neues für dich sein, denn du lässt dich bereits von lichtvollen Helfern, wie Engeln, um mal die geläufigsten Helfer zu nennen, unterstützen.

Für alle anderen könnte das nachfolgend Geschriebene eine echte Herausforderung sein. Das weiß ich! Dennoch, in diesem Buch geht es um den energetischen und spirituellen Teil meiner Arbeit, und da möchte ich nicht verschweigen, was mich in meiner Arbeit und meine

Klienten exorbitant unterstützt: Ich nenne sie »meine lichtvollen Helfer«. Vieles an Heilung wäre ohne sie in meiner Praxis so nicht möglich, insbesondere wenn es um die feinstofflichen Bereiche geht. Denn leider lässt sich mit Traumatherapie allein nicht alles lösen. Und so arbeite ich mit sehr vielen Techniken, die nur mit Lichtwesen möglich sind. Dafür habe ich mich viele Jahre ausbilden lassen und die unterschiedlichsten von ihnen kennengelernt.

Du kannst die Lichthelfer auch nutzen, wenn du nicht spirituell bist oder »an so was« nicht glaubst. Stabilisierend sind sie nämlich allemal. Du kannst dir dann die Lichtwesen wie auf einer inneren Bühne vorstellen oder in einer Art Rollenspiel. Das hat bisher bei jedem meiner Klienten geklappt und genau die gleichen Erfolge gezeitigt wie bei anderen, die »daran glauben«. Das zum Umgang.

Auch hier gilt wieder: Probiere aus, was dich anzieht und dir gefällt, und lass alles andere sein. Da ich in späteren Übungen auf bestimmte Lichtwesen hinweisen werde, möchte ich an dieser Stelle eine kurze Einführung dafür geben. Es gibt ganze Gruppen und Hierarchien. Sie alle zu benennen, würde den Rahmen dieses Buches sprengen. Für meine Arbeit sind folgende Gruppen wichtig.

Engel

Engel haben ganz verschiedene Funktionen und Hierarchien. Für meine Arbeit sind die Erzengel am allerwichtigsten. Ich arbeite vor allem mit den Erzengeln Michael und Raphael.

Erzengel Michael ist mein absoluter Lieblingsengel, weil er so fantastische Dinge kann – er unterstützt dabei, Verträge und Glaubenssätze zu lösen, energetische Schnüre zu trennen, Räume zu reinigen, und ist generell sehr gut für den eigenen Schutz. Viele meiner Klienten haben zu ihm einen hervorragenden Zugang, können ihn spüren oder hören.

Erzengel Raphael ist der große Heilerengel. Er unterstützt bei der Heilung von Erkrankungen aller Art, kreiert Heilungskokons, leitet HeilerInnen an und hilft, die eigene Hellsichtigkeit zu verbessern.

Aufgestiegene MeisterInnen

Sie sind große LehrerInnen, ProphetInnen oder HeilerInnen und waren schon einmal auf der Erde inkarniert. Sie arbeiten von der geistigen Welt aus mit uns und stammen aus den unterschiedlichsten Kulturen und Religionen. Zu ihnen zählen so legendäre Persönlichkeiten, wie Buddha, Jesus, Maria, die Göttin Kali, Kwan Yin – Göttin des Mitgefühls und der Barmherzigkeit –, Serapis Bey, Yogananda und viele mehr.[25]

Sternenrassen: Plejadier und Arkturianer

Den Begriff »Sternenrassen« haben sicherlich viele noch nie gehört. Dennoch sind sie mittlerweile zu meinen größten Helfern geworden. Wie der Name schon sagt, sind das Wesen, die von anderen Sternensystemen stammen. Hier gibt es die unterschiedlichsten Fraktionen. Ich arbeite ausschließlich mit lichtvollen Sternenrassen. Vor einigen Jahren bin ich im Rahmen einer Ausbildung in plejadischer Lichtarbeit das erste Mal mit einer Gruppe von ihnen, den Plejadiern, in Kontakt gekommen. Pavlina Klemm hat als eine der Ersten sehr interessante Bücher über sie geschrieben.[26] Und ich selbst durfte so fantastische Erfahrungen mit ihnen machen, dass ich, fasziniert davon, immer mehr Sternenrassen und entsprechende Heiltechniken von ihnen kennengelernt habe. So arbeite ich aktuell sehr viel mit den arkturianischen Boten des Lichts (siehe Seite 81).

Generell kann man sagen, dass die Sternenrassen uns Menschen nicht unähnlich sind. Diese Wesen mussten im Laufe ihrer Entwicklung häufig gleichermaßen leidvolle Erfahrungen machen wie wir, nur dass sie uns in ihrer Entwicklung um viele, viele Jahre voraus sind. So sind sie technologisch und bewusstseinsmäßig sehr weit entwickelt und können uns Menschen hier sehr unterstützen, sowohl bei körperlichen Problemen als auch zur Reinigung, zum Schutz und bei vielem mehr.

Sie besitzen eine viel höhere Frequenz als wir Menschen. So schwingen sie wohl in Dimensionen zwischen 5-D und 7-D oder höher. Wir Menschen bewegen uns wohl gerade erst von der dritten Dimension mit einem Übergang in der vierten auf die fünfte zu.

Je höher wir irgendwann schwingen, umso eher können wir die Sternenrassen dann auch selbst deutlich sehen. Doch wie beschrieben ist die Kontaktaufnahme auch jetzt schon möglich. Die Sternenrassen sind wirklich sehr, sehr gern für uns da und helfen uns, wo sie nur können. Sie sind jetzt verstärkt präsent, um die Menschheit und die Erde im Prozess der Heilung und der spirituellen Transformation zu unterstützen. Denn sie wollen, dass wir uns weiterentwickeln und in unser volles Potenzial kommen.

Ich stelle im Folgenden die beiden für meine Arbeit wichtigsten Sternenrassen vor.

Die *plejadischen Boten des Lichts (kurz: Plejadier)* stammen von dem Sternensystem der Plejaden. Sie sind uns Menschen äußerlich sehr ähnlich und bestechen durch ihre wunderschöne, lichtvolle Ausstrahlung und ihre großen, blauen Augen. Sie sind oft blond oder schwarzhaarig, häufig sehr groß. So können die männlichen Plejadier bis zu 2,70 Meter werden. Die Frauen sind etwas kleiner.

Sie helfen uns darin, wieder in die Einheit mit unserem höheren Selbst zu gelangen und so alle unsere psychischen und spirituellen Schatzkammern zu öffnen und ins Leben zu tragen. Sie unterstützen mit ihren Energien, Lichtfeldern und Lichtkammern die Heilung des physischen Körpers wie auch der feinstofflichen Aurakörper.

Übung: Kontaktaufnahme mit den plejadischen Boten des Lichts

- Suche dir wieder einen bequemen und ruhigen Ort. Mache dann alle Vorbereitungsübungen wie bekannt: Erdung, Atmung und Auraschutz (siehe den Abschnitt »Der ›normale‹ Schutzmantel« in Teil III).
- Sprich dreimal laut: »Ich rufe mein höheres Selbst herbei!« Bitte nun dein höheres Selbst, sich über dich zu bewegen, und stelle dir eine Lichtschnur vor, die von deinem Kronenchakra aus zu deinem höheren Selbst geht.
- Sprich nun dreimal laut: »Ich rufe die plejadischen Boten des Lichts herbei.« Nimm nun wahr, wie sich die Plejadier kreisförmig um dich aufstellen, ihre Hände öffnen und goldenes Licht und Energie zu dir senden.
- Finde für dich heraus, was du jetzt gerade von ihnen brauchst. Brauchst du Frequenzen der Liebe, des Mitgefühls oder der Heilung? Bitte die Plejadier, indem du deinen Wunsch aussprichst, darum: »Liebe plejadische Boten des Lichts, bitte übertragt mir Frequenzen der … [setze hier ein, was du brauchst].« Ergänzend dazu kannst du auch um Folgendes bitten: »Und bitte reinigt und klärt mich und meine Aura, und heilt alle energetischen Löcher in meiner Aura.«
- Atme nun bewusst die heilenden und lichtvollen Energien der Plejadier durch dein Kronen- und dein Herzchakra ein. Lass die Plejadier 15 Minuten wirken, bleibe in Stille, und genieße ihre wundervollen Frequenzen.
- Bedanke dich und entlasse die Plejadier wieder aus deinem Raum.

Die *arkturianischen Boten des Lichts (kurz: Arkturianer)* stammen vom Stern Arkturus. Sie haben ebenfalls eine menschenähnliche Gestalt. Auffällig ist jedoch ihre bläuliche Hautfarbe. Ich selbst nehme sie oft schemenhaft wahr, mit einem sehr dunklen Blau. Die Größenangaben sind unterschiedlich. Ich sehe sie schon eher im 2-Meter-Bereich, viele andere bezeichnen sie jedoch als sehr klein, bis unter einen Meter. Darüber hinaus haben sie auffällig große Augen. Die Arkturianer sind, genau wie die Plejadier, sehr liebevolle Wesen.

Die Arkturianer sind die am weitesten entwickelte technologische Rasse. Dafür nutze ich sie auch. Sie haben eine große Schutzkraft. Du kannst sie jederzeit rufen, wenn du Schutz brauchst.

Übung: Kontaktaufnahme mit den arkturianischen Boten des Lichts

- Setze dich in deine Meditationshaltung. Beginne mit den bekannten Vorübungen: Erdung, Atmung und Auraschutz (siehe den Abschnitt »Der »normale« Schutzmantel« in Teil III).
- Sprich nun dreimal laut: »Ich rufe die arkturianischen Boten des Lichts herbei.« Sage dann laut: »Bitte verbindet euch mit mir.« Öffne nun dein Kronenchakra und nimm wahr, wie ein dunkelblaues, hochschwingendes Licht durch dein Kronenchakra in deinen gesamten Körper fließt, insbesondere in deine Wirbelsäule. Dieses blaue Licht reinigt und klärt deine Wirbelsäule von allen alten Belastungen und Blockaden. Es aktiviert die nicht benutzten Stränge deiner DNA. Verfolge, wie das arkturianische Licht deinen ganzen Körper und deine gesamte Wirbelsäule aktiviert und negative Energien herausschwemmt. Es kann sogar sein, dass du in der Wirbelsäule Schmerzen bekommst. Nimm dies hin. Es zeigt nur, dass sich etwas löst. Verfolge, wie alle alten Schlacken aus deinem Wurzelchakra herausfließen in die Erde und dort in Licht und Liebe umgewandelt werden.
- Mache diese Übung fünf bis zehn Minuten. Danach ziehen die Arkturianer ihr Licht zurück. Du wirst es bemerken.
- Bedanke dich und entlasse die Arkturianer wieder aus deinem Raum.

So, das war harter Tobak für manchen. Mir ist diese Einführung jedoch wichtig, da ich in den späteren Übungen dann keine Erklärung mehr abgeben muss und jeder weiß, was mit bestimmten Begrifflichkeiten gemeint ist. Vielleicht konnte der eine oder die andere in den Mini-Übungen eine erste Erfahrung mit den Sternenrassen machen, ich würde mich freuen! Denn es geht mir eben nicht darum, dass irgendjemand mir etwas glaubt. Das wäre fatal. Glaube nie irgendetwas einfach so, ohne dass du selbst wirklich echte spürbare Erfahrungen damit gemacht hast! Nie! Ich bin der Meinung: Echte Spiritualität kann nicht geglaubt, sondern nur über alle Sinne erfahren werden. Das heißt, Beispiel Sternenrassen: Nur wenn du sie im Rahmen einer Übung siehst, hörst oder fühlst, etwa durch eine immense Lichterfahrung, kannst du daran glauben, dass es sie gibt. Meine Erfahrungen in diesem Bereich sind also im wahrsten Sinne des Wortes *erfahren.*

Ich habe einige meiner stabileren KlientInnen bei einem Kollegen in der Lichtarbeit mit Sternenrassen ausbilden lassen, mit durchschlagendem Erfolg! Jede(r) Einzelne von ihnen hat Riesenschritte nach vorne gemacht und Techniken erlernt, die er/sie eigenständig zu Hause umsetzen kann. Auch hier ging es mir wie immer darum, meine KlientInnen eigenständig und selbstwirksam zu machen. Das Feedback der LichtarbeitsteilnehmerInnen ist grandios und für mich eine große Freude!

TEIL II

Wer heilt, hat recht – die energetische Arbeit in der Traumatherapie

Ich möchte an dieser Stelle noch einmal darauf hinweisen, dass es schwierig ist, energetische Arbeit zu beweisen oder zu erklären. Es kann nur immer ein Versuch sein. Dennoch – und meine vielen KlientInnen werden dies bestätigen: Energetische Arbeit funktioniert. Und das behaupte ich nicht nur einfach so, sondern das sehen meine KlientInnen und ich an den Resultaten. Es ist relativ einfach. Würden meine Leute nicht sehen und spüren, dass sich bei ihnen durch meine energetische Arbeit etwas verändert, dann kämen sie schlichtweg nicht wieder. Gerade TraumapatientInnen sind oft sehr anspruchsvoll – zu Recht, denn der Leidensdruck ist groß, die Erfahrung, mit falschen Therapieansätzen gearbeitet zu haben, weitverbreitet. Deshalb schauen sie genau hin und lassen sich auch nicht übers Ohr hauen oder irgendetwas suggerieren, wie vielleicht der/die eine oder andere LeserIn beim Thema »Energiearbeit« – etwa nach dem Motto, es sei alles nur Einbildung – denkt. Meine KlientInnen verfolgen sehr genau, ob sich in ihrer oft starken Traumasymptomatik etwas ändert oder nicht. Da lässt sich auch nichts schummeln.

Fallbeispiel Marlene

Marlene kam nach einer psychotherapeutischen Odyssee zu mir. Davor war sie in renommierten Privatkliniken und in ambulanter Psychotherapie gewesen, mit Antidepressiva eingestellt worden und vieles mehr. Obwohl noch so jung, hatte sie bereits einen jahrelangen Kampf mit falschen Behandlungsansätzen hinter sich. Sie war hochsuizidal, konnte mir jedoch per »Anti-Suizid-Vertrag« versichern, dass sie die Selbsttötung nicht in die Tat umsetzen, sondern noch einen Änderungsversuch mit meiner Arbeit unternehmen würde.

Als Erstes fiel mir auf, über welch hohe Intelligenz sie verfügte: die absolute Überfliegerin, eine hochbegabte, sehr sympathische, wenn auch absolut verzweifelte junge Frau. Es war klar, dass hier schnell etwas passieren musste, die Suizidalität war einfach zu stark.

Die Anamnese ließ vermuten, dass sich ihr Nervensystem vor allem in der Untererregung befand (mehr dazu findest du in meinem letzten Buch). Das erklärte auch ihre Depressionen, allerdings nicht die starke Suizidalität. Ich schaute mir nicht nur die biografischen Daten an, sondern auch hellsichtig, was sich mir zeigte. Dabei kam die Information, ich solle unbedingt schauen, welche Persönlichkeitsanteile von ihr suizidal wären und ob das ihre eigenen wären. Das taten wir dann auch mit einer gezielten Arbeit, die ich später noch, für dich zu Hause anwendbar, genauer darstelle. Im Fall von Marlene war dies nicht der Fall, die für die Suizidalität verantwortlichen Persönlichkeitsanteile waren nicht ihre eigenen, sondern vom Vater. Marlene hatte sie als Kind unbemerkt vom Vater übernommen. Das heißt, dieser war schon während ihrer Kindheit verdeckt suizidal, sprach das aber nie aus.

Kinder bemerken eigentlich immer unausgesprochene Themen, oftmals auf einer unbewussten Ebene, die dem rationalen Denken nicht zugänglich ist, und reagieren darauf.

Wir arbeiteten in der ersten und zweiten Therapiesitzung mit den Anteilen des Vaters, lösten Verträge zwischen Marlene und ihrem Vater und gaben die Anteile an den Vater zurück. Schon zur dritten Stunde, obwohl wir noch nicht fertig waren, kam Marlene mit einem Lächeln und der Bemerkung in meine Praxis: »So gut ging es mir noch nie.« Die Suizidgedanken waren vorerst passé.

Natürlich war mir klar, dass nun die eigentliche klassische, körperorientierte Traumatherapie beginnen musste, um (sehr vereinfacht gesagt) Marlene aus ihrer Untererregung und damit Depression zu holen. Die Arbeit, in der sie lernen musste, Grenzen zu setzen, Wut zu fühlen und auszudrücken, und die darüber hinaus in sehr viel Beziehungsarbeit bestand, innerhalb derer völlig falsche Selbstannahmen zu korrigieren waren, begann erst noch.

Innere Stimmen, eigene und fremde Anteile

Das Beispiel Marlenes zeigt sehr deutlich, dass nicht nur eigene Anteile in uns wirken können, sondern auch fremde Anteile, sogenannte Täterintrojekte. Doch der Reihe nach – beginnen wir mit unseren eigenen inneren Anteilen, vielen als »innere Kinder« bekannt oder aus der »Inneren-Kind-Arbeit«, was so nicht ganz stimmt, weil es sich dabei auch um Jugendliche oder jüngere Erwachsenenanteile von uns handeln kann. Dazu erkläre ich zunächst, sehr vereinfacht, wie unsere Persönlichkeit aufgebaut ist und was das mit einer Torte zu tun hat.

Unsere »Tortenpersönlichkeit« – kleine Kinder, pubertierende Jugendliche und jüngere Erwachsene

Wir können uns unsere Persönlichkeit wie eine Torte vorstellen. Das ist unser »Ich«. Diese Torte, unser »Ich«, besteht aus verschiedenen Tortenstücken, die sich je nach Lebensalter und Traumatisierung abspalten und uns dann nur noch abgespalten zur Verfügung stehen. Das heißt, pro Traumatisierung und dazugehöriges Lebensalter habe ich ein Tortenstück. Lag ich zum Beispiel als Baby im Brutkasten, und zwar noch zu der Zeit, als Eltern das Kleine nicht besuchen durften, dann ist das eine massive frühe Traumatisierung und führt zu einem autonom agierenden traumatisierten Babyanteil, meinem Tortenstück-Persönlichkeitsanteil. Ich reagiere dann in Momenten, die der Traumatisierung im Brutkasten ähneln, genauso wie das traumatisierte Baby und nicht mehr wie die Erwachsene. Diese Tortenstücke agieren dann völlig unabhängig voneinander.

So handele ich als Erwachsene vielleicht einmal wie die Vierjährige, dann wieder wie das Baby oder die Pubertierende, und ab und an kommt auch mal die Erwachsene zum Zug. Das ist übrigens eines der größten Probleme in einer Partnerschaft – wenn ich mich in einem Konflikt nicht wie die Erwachsene, sondern wie ein Kind verhalte, und das, ziemlich wahrscheinlich, ohne es zu bemerken. Da muss sich keiner wundern, wenn es emotional wird und eskaliert.

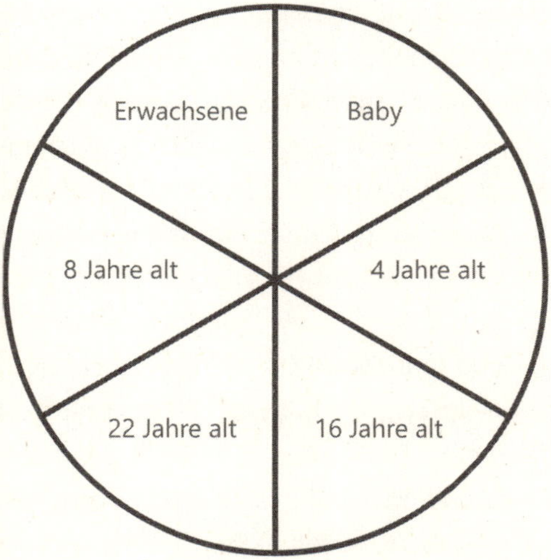

Unsere Tortenpersönlichkeit und ihre einzelnen abgespaltenen Anteile

Es ist also enorm wichtig, diese jüngeren Anteile von uns zu heilen und zurückzuintegrieren. Dafür gibt es die Arbeit mit Anteilen, inneren Stimmen und Co., die ich nachfolgend erläutern werde. Mein Ziel ist es, dass du einen konkreten Ansatz hast, wie du Stück für Stück klären und erfahren kannst, als was du jeweils agierst.

Täterintrojekte

Nicht immer handelt es sich »nur« um jüngere eigene Anteile. Wir haben es genauso oft mit inneren Stimmen zu tun, die wir auch in unserem Kopf hören und die uns vielleicht sogar Angst machen, weil sie uns Dinge einflüstern wie »Das kannst du nicht. Das schaffst du niemals. Du bist ein schlechter Mensch« oder uns sogar zu selbstschädigenden Handlungen nötigen. Innere Stimmen können uns also sehr beunruhigen, wir denken dann, sie gehören zu uns. Innere Stimmen können auch so schlimm werden, dass sich der Betroffene wie fremdgesteuert fühlt, wie besetzt, und vielleicht sogar Angst hat, verrückt zu werden. Hier handelt es sich oft um fremde internalisierte Anteile, die sich durch innere Stimmen bemerkbar machen, gern von den Eltern oder den Tätern im Allgemeinen. Bei Letzterem spricht man auch von sogenannten Täterintrojekten (lateinisch *intro-* [hinein-] und *-iectio* zu *iacere* [werfen]).

Täterintrojekte sind Energien bis hin zu ganzen Anteilen, die ich von dem Täter während der Traumatisierung übernommen habe. Bin ich zum Beispiel als Kind sexuell missbraucht worden, sagen wir mit fünf Jahren (ja, das ist schrecklich, habe ich aber, und das ist die Realität, zuhauf in der Praxis), dann kann es sein, dass entweder der fünfjährige missbrauchte Anteil, der autonom in mir agiert, die Energie des Täters in sich aufgenommen hat und gegen sich und seinen Träger richtet, zum Beispiel durch promiskuitives, sich selbst verletzendes Verhalten, oder ich kann einen ganzen Anteil des Täters aufgenommen haben, der wiederum autonom und natürlich schädigend in mir agiert. Ich empfinde dann diesen Anteil als zu mir gehörig.

Nachfolgend möchte ich mich mit dir zusammen darin versuchen, dass du eigenständig lernst herauszufinden, was dich bremst und blockiert und ob das zu dir oder anderen gehört.

Es ist klar, dass das nur eine Annäherung, ein Versuch sein kann. Es bedarf einer guten Eigenregulation und Souveränität, um mit sich selbst zu arbeiten und hier auch vernünftige Ergebnisse zu bekommen. Es ersetzt jedoch keinen Besuch bei einem/einer vernünftigen TraumatherapeutIn. Gerade wenn du bemerkst, dass starke Angst und selbstschädigendes Verhalten eine Rolle spielen, musst du eine(n) gute(n) TherapeutIn aufsuchen. Leider kennen selbst viele TraumatherapeutInnen die Arbeit mit eigenen und fremden Anteilen, inneren Stimmen und Täterintrojekten nicht. Es kann also sein, dass du hier Geduld haben musst, bis du den/die richtige(n) findest. Dabei sind das Kenntnisse, die heute jede(r) TraumatherapeutIn haben sollte. Michaela Huber, Deutschlands renommierteste Traumatherapeutin und Autorin, hat diese Arbeit unter anderen mitentwickelt und bildet darin aus. Man kann sie also lernen. Die Arbeit mit inneren Anteilen gehört nicht unbedingt zur Energiearbeit hinzu. Ich habe sie jedoch in dieses Buch aufgenommen, weil sie so wichtig (siehe Fallbeispiel Marlene) und vielen noch nicht bekannt ist.

Gehört die Stimme in meinem Kopf zu mir?

Wann ist es sinnvoll herauszufinden, ob eigene oder fremde Anteile und innere Stimmen agieren? Du solltest daran denken, wenn dir Folgendes bei dir auffällt:

- Du hast das Gefühl, nicht »richtig«, sondern »falsch« zu sein.
- Dich überrollen immer wieder Emotionen wie Wut, Trauer, Hoffnungslosigkeit, Angst, Einsamkeit und Ähnliches, und du kannst dir das mit deinem aktuellen Leben nicht erklären. Es bietet keinen Anlass für die Emotionen an sich oder ihre Heftigkeit.
- Dinge, die du dir sehr wünschst, wie zum Beispiel Partnerschaft oder Erfolg im Beruf, gelingen nicht, obwohl du dein Bestes gibst.
- Du merkst, dass du autoaggressive Impulse, wie sich selbst zu verletzen, hast.
- Du hörst negative, abwertende Stimmen in deinem Kopf.
- Deine Heilung geht nicht voran, obwohl du Traumatherapie oder Ähnliches machst.

Gerade bei letzterem Punkt, also wenn deine Heilung nicht vorangeht, solltest du immer daran denken, dass es Anteile geben könnte, die sie blockieren. Es hat absolut Sinn, dies zu erforschen! Da dies in der Praxis sehr häufig vorkommt, möchte ich diesen Punkt beispielhaft herausnehmen und dir zeigen, wie du damit arbeiten kannst. Du kannst den Ablauf natürlich auch für alle anderen obigen Punkte nehmen.

Übung: Identifizieren innerer Anteile

Nehmen wir also an, du arbeitest bereits seit längerer Zeit an dir und es geht nicht voran.

Ablauf:

- Sorge zuerst dafür, dass dein Nervensystem in einem regulierten Zustand ist und du ruhig und entspannt bist. Vielleicht erdest du dich erst einmal oder nimmst einige tiefe Atemzüge oder synchronisierst deine Gehirnhälften wie in der Übung »Kontaktaufnahme mit dem höheren Selbst« beschrieben. Denn erinnere dich bitte: Wenn du gestresst bist, ist deine innere Stimme nur schwer zu hören; und die brauchst du für alle Übungen.
- Stelle dir folgende Frage und lausche nach innen auf die Antwort: »Gibt es einen Anteil in mir, der dafür sorgt, dass ich in meiner Heilung nicht vorankomme?« Wenn es dir schwerfällt, dies zu hören, kannst du auch die oben beschriebene Übung »Der kinesiologische Ringtest« durchführen, um das abzutesten. Wenn du ein »Ja« hörst oder testest (also die Muskeln stark bleiben), kannst du nun beginnen, diesen Anteil zu erforschen.
- Frage, und zwar am besten laut: »Ist dieser Anteil in meinem Körper oder außerhalb von mir?« Lausche auf die Antwort. Ist der Anteil außerhalb von dir, ist die Wahrscheinlichkeit deutlich größer, dass er nicht zu dir gehört. Du kannst auch hier wieder zum Überprüfen den Ringtest nutzen und fragen: »Ist dieser Anteil in meinem Körper?«, um ein »Ja« oder »Nein« zu erhalten.
- Erforsche dann den Anteil. Falls der Anteil in deinem Körper ist, frage dich: »Wenn dieser Anteil, der meine Heilung behindert, einen Platz in meinem Körper hat, wo ist dieser?« Höre auf deinen ersten Impuls, denn der ist immer richtig. Versuche nicht, darüber nachzudenken, sondern folge deinen Impulsen! Vielleicht kommt der Impuls, dass der Anteil in deinem Bauch sitzt oder in deinem Herzen oder ganz woanders.
- Dann frage dich: »Wie groß ist der Anteil und welche Form hat er?« Vielleicht siehst du einen Tennisball, etwas Längliches oder etwas ganz anderes.
- Frage weiter: »Welche Konsistenz hat der Anteil – weich, hart,

energieförmig oder flüssig?« Und: »Welche Farbe hat er und welche Temperatur?« Lausche und warte auf die Antwort.

- Stelle dir nun vor, wie du diesen Anteil, der in deinem Körper sitzt, auslagerst, damit du mit ihm reden kannst. Du wiederholst noch einmal laut oder innerlich: »Ich lagere jetzt diesen Anteil, der mich in meiner Heilung blockiert (oder dafür sorgt, dass ich keine stabile Beziehung leben kann oder … [nenne hier den Punkt, um den es geht]), und der … [zähle hier den Ort, wo er sitzt, noch mal auf, genau wie die Größe, Form, Konsistenz, Farbe und Temperatur], aus und stelle ihn dort in die Ecke oder ein bis zwei Meter entfernt von mir auf (nicht als Bestrafung, sondern um mit Abstand möglichst neutral mit ihm reden zu können).« Beispiel: »Ich lagere jetzt den kleinen roten Ball, der in meinem Bauch sitzt, so groß wie meine Faust und ganz weich und heiß ist, aus und stelle ihn dort vor mich hin.«
- Dann betrachte ihn von außen, möglichst mit offenen Augen – sieht er genauso aus wie eben oder hat er sich in seiner Form und Gestalt verändert? Wie wirkt er auf dich? Gibt es einen Gefühlsausdruck wie Wut, Trauer, Einsamkeit oder ganz etwas anderes, welchen der Anteil zeigt?
- Gehe nun mit dem Anteil ins Gespräch. Tue dies laut aussprechend, da es so einfacher ist, mit dem Anteil separat zu reden, und nicht so schnell eine Vermischung mit dir als Erwachsenen passiert. Frage als Erstes: »Anteil, gehörst du zu mir?« Oder: »Roter Ball (siehe Beispiel), gehörst du zu mir?« Höre, was der Anteil zu sagen hat. Sicherheitshalber kannst du auch noch einmal nachfragen: »Zu wie viel Prozent gehörst du zu mir?«

An dieser Stelle gibt es nun mehrere Möglichkeiten:

Variante 1: Der Anteil sagt, er gehört zu dir, und zwar zu 100 Prozent.

- Dann kannst du weiterfragen: »Wie alt bist du (Baby, Kind, Jugendlicher, Erwachsener)?« Höre die Altersangabe.

- Frage den Anteil dann: »Wie geht es dir?« Höre die Antwort. Vielleicht siehst du auch, wie es dem Anteil geht.
- Frage nun weiter: »Kennst du mich?« Falls die Antwort »Nein« ist, stelle dich vor, sage dem Anteil: »Ich bin die erwachsene … [nenne hier deinen Namen], zu der du mal wirst, wenn du groß bist.«
- Sage dem Anteil, dass du gern mit ihm reden und ihn kennenlernen möchtest. Schau, wie er darauf reagiert. Ist er freudig oder vorsichtig, vielleicht sogar misstrauisch? Frage den Anteil bei letzterer Reaktion: »Was brauchst du, um mir zu vertrauen?« Höre die Antwort und reagiere darauf, so als ob du eine echte Person vor dir hättest. Sagt der Anteil zum Beispiel, dass er Zeit braucht, um dich kennenzulernen, dann antworte ihm: »Das verstehe ich. Ich gebe dir gern die Zeit, die du brauchst.« Natürlich ist es hier wichtig, dass du ganz ehrlich und aufrichtig bist.
- Erforsche dann, was der Anteil braucht, damit es ihm gut geht. Sage ihm: »Ich möchte dich sehr gern kennenlernen. Was brauchst du von mir? Was möchtest du essen? Möchtest du was spielen? Möchtest du was mit mir unternehmen? Möchtest du, dass ich dich in den Arm nehme?« Frage hier behutsam und altersgerecht. Es ist klar, dass ein Baby vor allem Körperkontakt braucht und getragen werden möchte, ein größeres Kind aber vielleicht gern Spaghetti mit Tomatensoße essen möchte und lieber mit dir puzzelt. Setze das dann unbedingt um.

Bitte verstehe: Hier ist ein Anteil, der zu dir gehört und bisher abgespalten war. Es ist wichtig, ihn zu heilen, damit er dich nicht mehr blockiert, aber auch weil du dann sein volles Potenzial zur Verfügung hast. Vielleicht entdeckst du zum Beispiel einen wilden und neugierigen Anteil, einen Aspekt, der sich so bisher vielleicht nicht in deinem Leben zeigen konnte, der dir aber sehr helfen kann. Denn er ist ein Teil deiner Persönlichkeit. Agiere mit Anteilen immer, als ob sie echt wären. Falls du selbst schon Mutter oder Vater bist, dann stelle dir wirklich vor, dass dein Anteil wie ein eigenes Kind ist. Es geht ja um Nachheilung.

Für dein Gehirn, welches neuroplastisch ist, wird es am allerbesten sein, dass du die Anteilsarbeit so authentisch wie möglich machst. Also in echt zum Kind gehst. Das Kind an die Hand nimmst und zu Hugendubel gehst und das Kind dort ein Pixi-Buch und ein Puzzle aussuchen lässt. Wirklich die Spaghetti kochst und mit dem Kind am Tisch sitzt und isst. Tatsächlich durch die Pfützen patschst und auf dem Spielplatz schaukelst. Bei einem Baby könnte es wichtig sein, dass du es mehrere Wochen so körperlich wie möglich in einem Tragetuch trägst. Du kannst dir das vorstellen oder zu Hause auch ein echtes Tragetuch nehmen oder einen Teddy oder eine Puppe als Babyersatz. Denn noch mal: Für dein Gehirn ist es wichtig, hier so plastisch und körperlich fühlbar wie möglich zu arbeiten. Nimm dir die Zeit dafür, es lohnt sich ungemein!

- Du hast nun schon sehr viele Antworten bekommen und weißt, was dein Anteil braucht. Setze dies für mindestens drei Wochen um, täglich! Und es ist in Ordnung, wenn du am Tag nur fünf bis zehn Minuten dafür aufbringst und es gerade mal so schaffst, abends mit dem Kind zu kuscheln und ihm etwas vorzulesen, dafür aber am Wochenende mehr Zeit hast. Wichtig ist die Kontinuität! Der Anteil will ernst genommen und nicht schon wieder verlassen werden, wie das vielleicht früher mit den Eltern passiert ist.

- An dieser Stelle bist du an einem Punkt, wo du sehr feinfühlig entscheiden musst, ob du den Anteil noch etwas Weiteres fragen willst, nämlich, um am Beispiel zu bleiben: »Warum blockierst du meine Heilung?« (Oder: »Warum verhinderst du, dass ich eine stabile Beziehung führe?« Und so weiter.) Zu einem großen Prozentsatz ist das nicht mehr nötig, denn der Anteil blockiert deine Heilung unter Umständen nur, weil er abgespalten und ungeheilt war. Es kann aber sein, dass du diese Frage stellen solltest, gerade wenn es sich bei dem Anteil um einen Jugendlichen oder einen jüngeren Erwachsenen handelt. Höre dann genau hin. Verurteile den Anteil nicht. Vielleicht sagt er: »Es macht sowieso alles keinen Sinn.« Frage dann: »Wie kommst du darauf?« Vielleicht antwortet er: »Weil sich sowieso niemand um mich kümmert und ich immer allein sein werde.«
- Entkräfte das, sage dem Anteil, es tue dir sehr, sehr leid, dass er diese Erfahrung früher machen musste, aber dass es jetzt vorbei ist und du ihm versprichst, er müsse nie mehr allein sein. Sage ihm, dass es nicht in Ordnung war, wenn die Eltern sich nicht gekümmert haben, dass du dich aber jetzt kümmerst und ihm zeigen wirst, wie schön das Leben sein kann und Sinn ergibt. Verstehst du, was ich meine? Sage ihm: »Ich brauche dich auch. Kannst du mich bitte unterstützen, jetzt heil zu werden? Oder, um beim Thema Beziehung zu bleiben: »Kannst du mich jetzt unterstützen, eine stabile Beziehung zu führen?«
- Mache dem Anteil allerdings klar, dass es nicht sein Job ist, die Beziehung zu führen, sondern dass du als Erwachsene(r) das machst. Der Anteil darf einfach Kind sein oder Jugendlicher und trägt keine Verantwortung, denn dafür ist er zu jung! Die Verantwortung trägst du! Es geht nur darum, dass er dich in deiner Beziehung nicht mehr blockiert, dafür holst du das Okay ein.
- Ich hoffe, das ist verständlich. Fahre in dieser Art fort, bis ihr zusammen eine Lösung gefunden habt. Es kann auch sein, dass der Anteil dir sagt, er wisse nicht, dass er dich bei deiner Heilung oder

deiner Beziehung blockiert. Dann belasse es dabei. Du weißt nun: Die Blockierung wurde nur durch das Abgespaltensein und die fehlende Heilung verursacht.

- Nun hast du bereits sehr viele Antworten bekommen und sehr viel geklärt. Frage den Anteil an dieser Stelle (er steht ja immer noch weiter weg): »Darf ich zu dir kommen und dich zu mir holen?« Gehe dann wirklich (denke an dein Gehirn!) zu ihm hin und frage ihn: »Darf ich deine Hand nehmen? Soll ich dich auf den Arm nehmen?« Und so fort. Nimm ihn mit zu dir.
- Falls der Anteil auf den Arm möchte, dann nimm wahr, wie es sich anfühlt, wenn du mit ihm kuschelst und er auf deinem Schoß oder vielleicht neben dir sitzt. Fühle so genau wie möglich, wie es dir geht, und nimm auch wahr, wie es dem Anteil geht. Nimm dir richtig viel Zeit dafür!
- Sei an dieser Stelle ehrlich – es kann sein, dass es dir zu nah mit ihm ist, dass du Angst bekommst oder Ekel und Abwehr spürst. Dann mache an dieser Stelle kleinere Schritte. Lass den Anteil zum Beispiel erst mal mit Abstand zu dir stehen, und schaue jeden Tag, ob sich etwas verändert, ob du ihn näherkommen lassen kannst.
- Wenn der Anteil dir zu große Angst macht, dann rufe einen Helfer wie deine beste Freundin, die gute Oma, einen Hund oder eine Katze, einen Engel und so weiter herbei und bitte diesen Helfer, sich um den Anteil zu kümmern und ihn zu heilen. Beispiel: Du siehst, wie dein Kind sich an den Hund kuschelt und wie ein Engel es beschützt. Du nimmst sehr deutlich wahr, dass es dem Kind damit gut geht. Auch an dieser Stelle ist es also wichtig, dass es dem Anteil unbedingt gut gehen muss und er dafür optimal versorgt ist! Schaue auch bei dieser Wendung jeden Tag nach dem Anteil, visualisiere ihn mit den Helfern, und sieh und spüre, dass es ihm gut geht.
- Natürlich ist es auch hier das Ziel, dass der Anteil irgendwann ganz und gar zu dir zurückkommt und du ihn versorgst und nach-

heilst. Gib dir Zeit dafür! Ich bin mir sicher, dass es mit mehr Zeit gelingt. Sei stolz auf dich, dass du es bis hierher ganz allein geschafft hast, du hast großartig gearbeitet! Würdige das!

Variante 2: Der Anteil sagt, er gehört nur zu einem Teil zu dir, zum Beispiel zu 50 Prozent zu dir und zu 50 Prozent zu deinem Vater, deiner Mutter, deinem Partner, einer Lehrerin oder sogar zu mehreren Personen.

Was dann? Du machst folgendermaßen weiter:

- Du visualisierst in einiger, vielleicht sogar sehr weiter Entfernung (zum Beispiel einer anderen Stadt oder einem anderen Land) die Menschen, zu denen der fremde Part deines Anteils, etwa die 50 Prozent, gehören. Wichtig ist: Sie sollten so weit weg sein, dass du dich sicher fühlst. Du kannst auch noch Helferwesen zwischen dich und diese Leute stellen oder eine »Lichtmauer« ziehen.
- Stelle dir nun vor, wie die fremde, übernommene Energie, der genannte Prozentsatz, aus deinem visualisierten Anteil zurück zu den Personen fließt, zu denen diese Energie gehört. Arbeite gründlich und langsam. Sieh wirklich, wie die Energie als fließendes Rinnsal oder Ähnliches zu den anderen Menschen zurückfließt.
- Ist alles dort angekommen, schaust du, ob die anderen Personen die Energie auch zurückgenommen haben. Das ist wichtig! Will jemand die Energie nicht haben (was öfter der Fall ist), dann braucht er eine Unterstützung in Form eines Engels, von Mutter Maria, eines anderen lebenden oder verstorbenen Menschen oder eines Tieres. Stelle dieses Wesen, diesen Menschen oder dieses Tier nun zu der Person dazu und bitte darum, die Person zu unterstützen, seine Energie zurückzunehmen. Das klappt eigentlich immer. Ausnahme: Zwischen dir und der Person gibt es noch Verträge (siehe das Kapitel »Energetische Verträge und Verstrickungen«), dann kann die Energie nicht an die Person zurückgegeben werden,

da du dich vertraglich verpflichtet hast, die Energie, die Verhaltensweisen oder ein Thema zu übernehmen. Ein Vertrag mit der Mutter, dem Vater, der Oma, einer anderen Person könnte zum Beispiel so lauten: »Ich übernehme deine Last, weil du sie nicht tragen kannst und du mit ihr nicht überlebst und ich dich dann als Mutter verliere.« An dieser Stelle müsstest du erst den Vertrag lösen (siehe die Übung »Verträge auflösen«). Und kannst danach die fremde Energie zurückfließen lassen.

Variante 3: Der Anteil sagt, er gehört gar nicht zu dir.

- Dann frage ihn: »Zu wem gehörst du?« Lausche auf die Antwort.
- Frage weiter: »Was ist deine Aufgabe?« Hier kann die Antwort auch sehr unangenehm sein, zum Beispiel könnte der Anteil sagen: »Ich will dich zerstören.« Bleibe dann cool! Gehe da nicht rein, sondern denke daran, dass du es nur lösen willst. Du musst an dieser Stelle nichts fühlen, nichts bewerten oder Ähnliches. Bleibe neutral und lösungsorientiert!
- Sage dem Anteil dann: »Du gehörst nicht zu mir, sondern zu ... [zum Beispiel zum Vater, Partner] Deshalb möchte ich, dass du zu ... [zum Beispiel zum Vater, Partner] zurückgehst. Du kannst bei ... [zum Beispiel beim Vater, Partner] deine Aufgabe ... [hier noch mal nennen] erfüllen.«
- Visualisiere dann wieder in weiterer Entfernung die Person, zu der der Anteil gehört, und nimm wahr, wie der Anteil zu diesem Menschen zurückgeht. Schaue noch einmal, ob die Person den Anteil zurücknimmt, wenn nicht, prüfe erneut, ob Verträge vorliegen, indem du dich das innerlich fragst oder den Ringtest durchführst. Sind keine Verträge da, kannst du wieder Helferwesen rufen, die den Menschen unterstützen, seinen Anteil zurückzunehmen.

Übung: Eine innere Stimme identifizieren

Du kannst die oben vorgestellte Übung auch machen, wenn du tatsächlich eine penetrante innere Stimme hörst, die sagt: »Du bist schlecht«, »Du kannst das nicht«, »Aus dir wird nie etwas« und so weiter.

Ablauf:

- Frage dich auch hier, ob die Stimme von innen (Kopf, Körper) oder von außen kommt. Lausche der Antwort.
- Frage dann weiter: »Gehörst du zu mir?« Wenn ja, dann mache mit der oben vorgestellten Variante 1 der Übung »Identifizieren innerer Anteile« weiter. Gehört die Stimme nicht zu dir, dann frage wieder nach, zu wem sie gehört.
- Gehört sie zu einer anderen Person und kommt sie von innen, aus deinem Kopf oder Körper, dann kannst du dir vorstellen, wie diese Stimme zu der Person zurückfließt, zu der sie gehört. Visualisiere dafür wieder die Person in weiterer Entfernung und lasse die Stimme zurückfließen. Tue das so lange, bis du das Gefühl hast, dass alles zurückgeflossen ist.
- Kommt die Stimme von außen, dann identifiziere, aus welcher Richtung sie kommt, und schaue dorthin.
- Wer steht da, wen siehst du? Wer steht da und sagt zum Beispiel: »Du bist nicht richtig«?
- Was löst das in dir aus? Wirst du wütend, traurig oder etwas ganz anderes?
- Was würdest du am liebsten mit diesem Menschen machen, der so gemein und verletzend zu dir ist? Würdest du ihn anschreien. Würdest du ihn schlagen? Würdest du sagen: »Das ist unwahr!«? Tue das so körperlich wie möglich. Das heißt, wenn ein Schlagimpuls da ist, dann schlage den vorgestellten Menschen, oder stelle dir vor, dass du diesen Menschen schlägst, spüre deine Muskeln

dabei. So kann es wirklich in deinem Nervensystem etwas verändern.

- Im Grunde vollendest du an dieser Stelle Impulse, die schon lange in deinem Körper schlummern und deren Ausübung ein kleiner Schritt Richtung Traumabewältigung ist. Wichtig: Gerate bitte beim Ausüben der Impulse nicht außer dich, denn das kann dein Nervensystem nicht verarbeiten! Konzentriere dich eher auf deine Kraft und agiere ruhiger.
- Spüre nun nach, wie es dir jetzt geht. Bist du freier, gelöster, entspannter oder kraftvoller? Bist du mehr bei dir? Ist die Stimme weg?
- An dieser Stelle ist es wichtig, dass du nachspürst, ob der Satz, den die Stimme gesagt hat, trotzdem noch eine Relevanz hat, obwohl die Stimme erfolgreich zurückgeflossen ist, du dich gewehrt oder mit deinem Anteil gearbeitet hast, von dem die innere Stimme kam. Hat der Satz dennoch Relevanz, könnte es sein, dass er zu einem Glaubenssatz geworden ist. Dann solltest du zusätzlich mit dem nächsten Kapitel arbeiten.

Glaubenssätze erkennen und auflösen

Glaubenssätze sind Überzeugungen über mich und die Welt, die sich primär in der Kindheit bilden. Ich unterscheide positive, unterstützende Glaubenssätze wie »Egal, was passiert, ich finde immer eine Lösung« und negative, schwächende Glaubenssätze wie »Ich kann mich anstrengen, wie ich will, es hat ja sowieso keinen Sinn«. Beide Glaubenssätze sind subjektiv, und doch ist klar, dass der Mensch, der den ersten Glaubenssatz verinnerlicht hat, anders durchs Leben geht als derjenige, der den zweiten Glaubenssatz in sich trägt. Bei Glaubenssatz eins ist zu vermuten, dass das Umfeld, vermutlich die Eltern dieses Menschen, in seiner Kindheit sehr unterstützend und liebevoll waren. Bei Glaubenssatz zwei hat das Kind vermutlich immer wieder Situationen erlebt, in denen es sich vergeblich angestrengt hat und die Eltern, Lehrer et cetera ihm nicht die ersehnte Liebe, Anerkennung, Aufmerksamkeit oder anderes gegeben haben.

Wir verfügen über viele unterschiedliche Glaubenssätze. Sie bilden unsere innere Landkarte der Welt und bestimmen, wie wir sie wahrnehmen. Dementsprechend kann diese Landkarte groß/geöffnet oder verkleinert/verengt sein. Kein Mensch nimmt die Welt, sich selbst und andere so wahr, wie sie sind, sondern nur durch seine Glaubenssatzbrille und seine bisherigen Erfahrungen. Das heißt, keiner von uns kann für sich beanspruchen, dass er alles objektiv und realistisch sieht. So versteht schon jeder Mensch unter einem Wort wie »Auto« etwas anderes. Entsprechend meiner inneren Landkarte und Erfahrungen werde ich bei dem Wort »Auto« entweder an meine letzte Panne, einen Oldtimer oder die letzte Urlaubsreise mit dem Auto denken. Ich kann mit dem Wort nur das verbinden, was ich bisher in meinem Leben erfahren habe.

Glaubenssätze sind sehr resistent, sie halten sich oft ein Leben lang und verfestigen sich durch Wiederholung. Sie verändern sich nur selten von allein, manchmal jedoch durch neue Erfahrungen des oder der Betroffenen.

Hierzu ein einfaches Beispiel: Ein Kind wird von seinem Vater immer wieder als unsportlich bezeichnet, obwohl es im Sport einiges kann, so schwimmt es besser als alle anderen in der Klasse. Es hat aber vielleicht einige Bereiche im Sportunterricht, die ihm schwerer fallen. Es hört diesen Satz mit der entsprechenden Verachtung in der Stimme des Vaters sehr oft. Dementsprechend bildet sich in ihm der Glaubenssatz »Ich bin unsportlich«. Deshalb kann es seine eigenen Leistungen im Schwimmen nicht würdigen und geht mit diesem Glaubenssatz weiterhin durchs Leben. Im schlechtesten Fall wirkt er noch bis ins Erwachsenenalter nach. Er kann sogar dazu führen, dass sich das Kind und der spätere Erwachsene wirklich unsportlich und tollpatschig verhält, obwohl er von der Veranlagung her schlank und sportlich ist. Selbst wenn dieser Erwachsene dann Sport treibt, kann er das Gefühl haben, hier nicht zu genügen, beziehungsweise er versucht gar nicht erst, in einen entsprechenden Verein einzutreten oder dergleichen.

Im besten Fall macht er irgendwann vielleicht in einem Fitnessstudio die Erfahrung »Hey, ich kann ja doch etwas, mein Körper fühlt sich toll an, ich sehe ja richtig gut aus!«. Wunderbar – dann konnte sich durch die neue Erfahrung der alte Glaubenssatz »wie von selbst« auflösen, und der Erwachsene erkennt: Das stimmt ja gar nicht, was mein Vater immer behauptet hat! Mir macht Sport Spaß, ich kann das![27]

Glaubenssätze und Liebe

Viel öfter ist es jedoch so, dass Glaubenssätze ein Leben lang bleiben. Hat ein Mensch zum Beispiel den negativen Glaubenssatz »Ich bin nicht liebenswert«, dann wird sich dieser immer wieder im äußeren Leben manifestieren. So kann der Betroffene vielleicht wiederholt die Erfahrung machen, dass Menschen ihn ablehnen oder dass er von seinem Partner verlassen wird.

> Glaubenssätze manifestieren nicht nur meine innere, sondern auch meine äußere Realität.

Das ist natürlich eine sehr vereinfachte Darstellung. Hier spielen schon komplexere Sachverhalte wie Bindungserfahrungen in der

Kindheit, also Entwicklungstraumata wie Vernachlässigung, fehlendes Kuscheln, mangelnde Resonanz und Beantwortung bis hin zu ganz konkreter Ablehnung und Gewalt eine Rolle. Häufig ist es jedoch sehr viel subtiler, nach außen hin scheint es sich um eine perfekt funktionierende Familie zu handeln, in der das Kind aber immer wieder beiläufig entwertet oder hinter ein anderes Geschwister zurückgesetzt wird.

Das alles sind nur Beispiele. Mir ist es wichtig, deutlich zu machen, dass Glaubenssätze, gerade wenn sie gehäuft negativ sind, äußere Realitäten sehr konkret manifestieren können, natürlich in unterschiedlichem Ausmaß. So kann es sein, dass ich mit einem negativen Glaubenssatz durchaus einen netten Mann oder eine nette Frau in mein Leben ziehe. Nur würde ich dann vielleicht meinem/meiner neuen PartnerIn seine/ihre Liebe nicht glauben und nicht in mein Herz nehmen. Die schwerere Auswirkung wäre, dass ich gar nicht erst eine(n) entsprechende(n) PartnerIn anziehe oder nur eine(n), der/die mir immer wieder signalisiert, dass ich so, wie ich bin, nicht richtig bin. Ich denke, das macht sehr deutlich, warum es so wichtig ist, sich mit seinen eigenen Glaubenssätzen zu beschäftigen, diese zu erkennen und zu verändern.

Genauso, wie es zum Thema »Selbstwert und Liebe« Glaubenssätze gibt, haben wir Glaubenssätze zu allen anderen möglichen Inhalten und Lebensthemen verinnerlicht, so zum Beispiel zum Thema »Geld und Erfolg«.

Glaubenssätze und Geld

Ich lerne in der Kindheit und in meiner Herkunftsfamilie auch, was Erfolg und Geld im Leben bedeuten. Das kann bis auf meine Ahnen zurückgehen. In meiner Familie wird der Grundstein dafür gelegt, ob ich auf leichte Art und Weise erfolgreich sein darf, was Geld für mich bedeutet und ob ich mir Fülle und Reichtum erlauben kann oder im

Mangel leben muss. Darüber hinaus spielt die Gesellschaft, das Land und die Community eine Rolle, in denen ich aufwachse.

Auch hier ist es so: Habe ich als Kind einen Mangel an Liebe erlebt oder Armut, dann ist die Wahrscheinlichkeit größer, dass sich auch in meinem Erwachsenenleben Mangel manifestiert. So gibt es Untersuchungen von reichen Menschen und dem, was sie ihren Kindern mitgeben. Natürlich ist das ebenfalls unterschiedlich. Zum Beispiel hatte ich schon ein 18-jähriges Kind einer »reichen« Familie in meiner Praxis, das zu Hause nicht genug zu essen bekam, sich den ganzen Tag von Cornflakes ernährte und dessen Eltern trotz Abiturprüfung nicht zu Hause weilten. Das kann man wohl als eklatanten Mangel bezeichnen. Und trotzdem scheint es in der überwiegenden Zahl so zu sein, dass reiche Nachkommen eine gewisse »Mir steht das zu«-Attitüde verinnerlicht haben, also eine gewisse Selbstverständlichkeit, was Geld und vor allem dessen Besitz anbelangt. Wachse ich in so einer Selbstverständlichkeit auf, ist die Wahrscheinlichkeit viel größer, dass ich als Nachkomme solch einer Familie selbst viel Geld haben und auch erwirtschaften werde. Die positiven Glaubenssätze könnten dann etwa lauten: »Geld steht mir zu«, »Geld ist immer reichlich da«, »Geld ist mein ureigenstes Lebensrecht«, »Ich liebe Geld, und das Geld liebt mich« …

Umgekehrt ist es so, dass negative Glaubenssätze wie »Geld ist schlecht«, »Für Geld und Erfolg muss ich hart kämpfen«, »Mir steht Geld nicht zu«, »Geld ist etwas Niederes«, »Es gehört sich nicht, viel Geld zu haben«, »Über Geld spricht man nicht«, »Wenn ich Geld habe, gehöre ich nicht mehr dazu« bewirken können, dass ich ein Leben in Mangel und Geldknappheit führe. Und das, obwohl ich kämpfe, mich anstrenge und mein Bestes gebe. Habe ich zum Beispiel ein selbstständiges Business und letztgenannte Glaubenssätze, dann werde ich mit diesem Business auf keinen grünen Zweig kommen, egal, wie gut ich bin und wie ausgefeilt mein Marketing ist. Das muss dir klar sein!

Mangelthemen sind nicht immer leicht zu heilen, weil sie oft sehr komplex sind – so kann schon ein Aufenthalt im Brutkasten (zu der Zeit, als Babys hier noch wochenlang ohne die Eltern liegen gelassen wurden) wie gesagt zu einem massiven Mangelthema führen, was sich auch in den späteren Geldangelegenheiten des Erwachsenen niederschlagen kann. Denn das Baby hat den absoluten Mangel an Liebe, Zuwendung, Körperkontakt bis hin zur ganz materiellen fehlenden Muttermilch erfahren. Trotzdem lohnt es sich, hier mit dem Aufräumen anzufangen. Schon allein das Verändern von negativen Glaubenssätzen kann zu der gewünschten äußeren Veränderung in meinem Leben führen.

Glaubenssätze und Spiritualität

Glaubenssätze können auch meine spirituelle Entwicklung begünstigen oder verhindern. Was ich glaube – ob es einen Gott gibt oder nicht –, als was ich Gott erlebe oder ob ich an eine übergeordnete Kraft, ein Leben nach dem Tod, Engel oder Ähnliches glaube, lerne ich oft ebenfalls in der Kindheit durch meine Familie, aber auch meine Erfahrungen. So kommt es immer wieder vor, dass Kinder, die sexuell missbraucht wurden, sich sagen: »Gott hat mich verlassen. Wenn es einen Gott gäbe, hätte er das nicht zugelassen.« Das ist nur allzu gut nachvollziehbar, auch wenn es eben dem weitaus komplexeren Verlauf unseres Lebens und unsere Lernaufgaben nicht widerspiegelt. Das Leben läuft eben nicht nach der stark vereinfachten Gottesdarstellung der Kirche ab. Wenn man diese »glaubt« (Glaubenssätze), dann ist die oben genannte Sichtweise eines Kindes plausibel. Es ist dann in der Traumatherapie ein wichtiger Punkt, mit dem Zorn und der Wut auf Gott zu arbeiten und hier eine erweiterte Sichtweise zu eröffnen, sodass wieder neue Gottes- beziehungsweise spirituelle Erfahrungen möglich werden.

Das trifft natürlich auch auf alle anderen Schicksalsschläge wie den frühen Unfalltod der Eltern oder Ähnliches zu. Denn Gott oder eine größere Kraft können nicht gelernt, sondern ausschließlich durch das eigene Erleben erfahren werden. Habe ich einmal in meinem Leben eine Lichterfahrung gemacht, einmal allumfassende Liebe gespürt, einmal einen Engel gesehen, dann wird mir das keiner mehr nehmen können, denn ich habe es am eigenen Leib erfahren.

An dieser Stelle kann man noch weiter gehen, auch Erfahrungen, die in vergangenen Leben gemacht wurden (so man daran glaubt), können sich in Glaubenssätzen widerspiegeln. Habe ich beispielsweise in einer früheren Inkarnation die Erfahrung gemacht, dass meine Arbeit als Heilerin, etwa während der Hexenverfolgung, mir den Tod gebracht hat, dann werde ich unbewusst auch in diesem Leben möglicherweise Glaubenssätze wie »Es ist gefährlich, wenn ich meine heilerischen und spirituellen Gaben lebe«, »Es kostet mich das Leben, als Heilerin zu arbeiten«, »Ich werde umgebracht, wenn ich mein volles Potenzial lebe« haben.

Mit diesen Glaubenssätzen wird es immer eine massive Blockade in meinem Leben geben, so werde ich vielleicht meine spirituellen Fähigkeiten nicht vollständig entwickeln können, zum Beispiel meine Hellsichtigkeit, oder ich werde, obwohl ich wieder als Heilerin arbeite, nur bedingt erfolgreich sein. Auch hier lohnt es sich also zu erforschen, welche positiven und negativen Glaubenssätze ich habe.

Es gibt viele verschiedene Möglichkeiten, Glaubenssätze aufzulösen. Ich möchte dir eine sehr einfache und doch effektive Form vorstellen,[28] die du mit dir allein ausprobieren kannst. In dieser Übung wird davon ausgegangen, dass Glaubenssätze auch energetisch in deinem Körper verankert sind. Währenddessen unterstützt dich Erzengel Michael, den ich dir an anderer Stelle schon vorgestellt habe. Wichtig: Du musst nicht an ihn glauben, damit du diese Übung machen kannst! Folge einfach Schritt für Schritt dem nachfolgenden Ablauf. Wie gesagt, du kannst Erzengel Michael auch wie eine Figur in einem Rollenspiel sehen.

Übung: Auflösung negativer Glaubenssätze

Ablauf:

- Nimm einen Stift und ein Blatt Papier. Vielleicht machst du dir auch eine gute Tasse Tee. Setze dich erst einmal hin und versuche, in einen möglichst entspannten Zustand zu kommen. Wie du den erreichst, weißt du bereits.
- Überlege dann, zu welchem Thema du deine Glaubenssätze eruieren willst. Natürlich geht es hier nur um die negativen Glaubenssätze, denn diese willst du ja loswerden. Möchtest du wissen, welche Glaubenssätze dich in der Liebe blockieren oder welche du zum Thema Geld hast, oder fällt dir ein ganz anderes Thema ein?

Die meisten meiner KlientInnen wissen sehr genau, welche Glaubenssätze sie haben. Fällt es dir schwer, deine herauszufinden, dann kannst du dir sagen: »Ich glaube, dass …«, und du vervollständigst dann den Satz. Einige mögliche negative Glaubenssätze habe ich in den obigen Ausführungen schon genannt. Anbei aber noch mal eine Liste ganz typischer weiterer negativer Glaubenssätze, vielleicht findest du dich in dem einen oder anderen wieder oder hast einen Glaubenssatz, der ähnlich ist. Auch das kann dich auf die Spur bringen. Nachfolgend einige Vorschläge:

- »Ich bin nicht gut genug.«
- »Das Leben ist ein Kampf.«
- »Ich bin nicht schön/zu dick/zu dünn/zu unattraktiv …«
- »Ich kann niemandem trauen.«
- »Männer sind Schweine. Männer wollen nur das eine.«
- »Frauen sind Zicken. Frauen sind kompliziert.«
- »Beziehungen sind immer anstrengend und machen nur Probleme.«
- »Wenn ich geliebt werden möchte, darf ich nicht so sein, wie ich bin.«

- »Ich darf nicht wütend/traurig/ärgerlich sein.«
- »Ich muss perfekt sein.«
- »Ich darf keine Fehler machen.«
- »Nur wenn ich etwas leiste, werde ich geliebt.«
- »Ich muss alles allein schaffen.«
- »Ich bin dumm.«
- »Ich bin unsportlich/ungeschickt/unmusikalisch.«
- »Ich darf anderen nicht zur Last fallen.«
- »Wenn ich jemand anderen um Hilfe bitte, ist das ein Zeichen von Schwäche.«
- »Ich muss immer vernünftig/stark/mutig sein.«
- »Geld ist schlecht/schmutzig.«
- »Wer Geld hat, ist ein Gauner/schlechter Mensch/arrogant.«
- »Wenn ich Geld habe, gehöre ich nicht mehr dazu.«
- »Es ist gefährlich für mich, meine heilerischen Fähigkeiten hier auf der Erde zu leben.«

Negative Glaubenssätze lassen sich oft an bestimmten Signalwörtern wie »muss«, »sollte«, »darf nicht«, »niemals«, »immer«, »völlig«, »keiner«, »niemand«, »alle«, »jeder« erkennen. Sie sind häufig absolut, verallgemeinernd oder lassen wenig Spielraum.[29]

- Du siehst, die Liste ließe sich endlos fortsetzen. Ich hoffe, sie hilft dir jedenfalls beim Finden deiner negativen Glaubenssätze. Hast du übrigens einen negativen Glaubenssatz gefunden und bist du nicht sicher, ob er der richtige ist, dann kannst du auch wieder wie in der Übung »Der kinesiologische Ringtest« abfragen, ob der Glaubenssatz stimmt. Zum Beispiel so: »Ich habe den Glaubenssatz ›Ich bin nicht gut genug‹.« Dabei machst du den Ringtest.

Öffnen sich die Finger, ist der Glaubenssatz nicht deiner, bleiben sie zusammen, dann gilt er für dich.

- Auf diese Art und Weise sammelst du erst mal schriftlich deine Glaubenssätze. Danach geht es mit der Auflösung los. Du kannst immer nur einen Glaubenssatz nach dem anderen auflösen. Gehe Stück für Stück vor. Überfordere dich nicht, oft sind drei Glaubenssätze nacheinander völlig ausreichend.
- Sage nun dreimal laut: »Ich rufe Erzengel Michael herbei.« Frage dich dann, wo er wäre, wenn er sich jetzt hier im Raum befände. Folge deinem ersten Impuls. Sage dann zu Erzengel Michael: »Bitte unterstütze mich bei der Auflösung meiner negativen Glaubenssätze.«
- Stelle dir nun vor, wie du in eineinhalb bis zwei Meter Abstand von dir ein großes Lagerfeuer aus weißen Flammen erschaffst. Dieses Weiß enthält dann wiederum noch einmal alle Farben des Regenbogens. Es reicht, wenn du dir das sagst und dir die weißen Flammen vorstellst.
- Sage dir jetzt mehrfach laut deinen negativen Glaubenssatz vor. Nimm wahr, wie sich das in deinem Körper anfühlt. Wird es irgendwo eng, heiß, kalt, kribbelig oder ähnlich? Gibt es ein besonderes Gefühl, das du spürst, wie Traurigkeit, Wut, Hoffnungslosigkeit, Einsamkeit und so weiter? Wenn ja, wo in deinem Körper nimmst du dieses Gefühl wahr? Notiere das innerlich. Denn überall da, wo du in deinem Körper Veränderungen spürst, ist der Glaubenssatz abgespeichert.
- Wichtig: Es geht dabei nicht darum, in etwaige Gefühle oder gar Erinnerungen hineinzufallen. Dein Ziel ist ein anderes: Du willst deinen Glaubenssatz energetisch im Körper lösen! Dazu darfst du Veränderungen und Gefühle spüren, eben um Speicherorte zu identifizieren, mehr aber nicht. Achte hier bitte auf dich und bremse dich gegebenenfalls ab. Du solltest die ganze Zeit das Gefühl haben, dich steuern zu können, und dir klarmachen, dass du eine Technik an-

wendest, die auf die Lösung fokussiert ist. Gelingt dir das nicht, dann brich die Übung bitte ab, stabilisiere dich, zum Beispiel mit einer Erdungsübung oder mit einer der Übungen zur Selbstregulation aus meinem zweiten Buch *Wenn die Seele nicht heilen will.*[30]

- Finde nun ein Symbol für deinen negativen Glaubenssatz. Nimm das, was zuerst auftaucht. Symbole können beispielsweise Herzen, Sterne, Dreiecke, Kreise, Steine, Blumen, Dornen und vieles mehr sein.
- Sage dir nun laut: »Dieser Glaubenssatz ›…‹ [nenne hier deinen Glaubenssatz] ist falsch, er ist unwahr und alt.« Sage dies immer wieder laut. Stelle dir währenddessen vor, wie du den Glaubenssatz aus den Stellen im Körper, in denen er verankert ist als das Symbol, welches du gewählt hast (zum Beispiel einen Stern), ausatmest. Um bei dem Beispiel zu bleiben: Mit jedem Ausatmen atmest du Sterne aus verschiedenen Bereichen deines Körpers aus, bis diese vor dir sind. Lege dabei in dein Ausatmen Power rein. Dies machst du so lange, bis du das Gefühl hast, dass der Glaubenssatz in Form der Symbole deinen Körper vollständig verlassen hat.
- Achte nun noch einmal auf dein Feuer und dass es brennt: weiße, kräftige Flammen, die alle Farben des Regenbogens enthalten.
- Zerreiße jetzt die Symbole, die vor dir sind, und wirf sie in die weißen Flammen. Schaue zu, bis wirklich alles verbrannt ist. Sei hier sehr gründlich und genau, du willst den Glaubenssatz ja vollständig löschen.
- Falls du das Gefühl hast, dass das Zerreißen der Symbole nicht ausreicht, kannst du dir von Erzengel Michael, der ja die ganze Zeit da ist, entweder das »Schwert der Wahrheit« geben lassen oder das »Brenneisen« (Letzteres ist so ähnlich vorstellbar wie beim Hufschmied). Beides sind starke energetische Werkzeuge.
- Frage den Erzengel laut, welches Werkzeug du nutzen sollst, und zwar so: »Lieber Erzengel Michael, soll ich zur Zerstörung der Symbole das Brenneisen oder das Schwert der Wahrheit verwen-

den?« Lausche auf die Antwort. Sage, je nachdem, wie diese ausfällt: »Bitte gib mir jetzt das Schwert der Wahrheit/das Brenneisen.« Falls die Antwort »Das Schwert der Wahrheit ist, nimm dieses in deine Hand (nicht nur vorgestellt, sondern in echt), und zerschlage die Symbole. Falls die Antwort das Brenneisen ist, lässt du dir dieses ebenfalls geben und brennst die Symbole ungültig. Du sollst sie aber nicht verbrennen, denn das machst du noch in deinen weißen Flammen. Danach wirfst du die Reste ins Feuer und schaust wieder, bis alles vollständig verbrannt ist.

- Nimm dir nun Zeit wahrzunehmen, wie du dich fühlst. Fühlst du dich gelöster und hast du das Gefühl, dass du den Glaubenssatz los bist?
- Fahre in dieser Art und Weise fort und lösche den nächsten Glaubenssatz. Fühle jedes Mal nach, ob es reicht. Du wirst spüren, wenn es genug ist. Denn die Übung ist für dein System durchaus anstrengend, da ja in der Tiefe energetisch gearbeitet wird und sich tatsächlich etwas in deinem Körper löst. Es kann sein, dass du danach erschöpft oder hungrig bist. Gib dem nach, ruhe dich aus, und trinke und iss ausreichend.
- Bevor es ans Ausruhen geht, solltest du aber noch positive Glaubenssätze erschaffen, mit denen du die nächsten 21 Tage täglich arbeitest.

Übung: Positive Glaubenssätze kreieren und verankern

Ablauf:

- Schaue dir noch einmal (danach bitte nicht mehr) die gelöschten negativen Glaubenssätze an und entwickle einen positiven Gegenentwurf. Sollte der negative Glaubenssatz zum Beispiel gelautet haben: »Ich darf nicht wütend sein, denn dann liebt mich meine

Familie nicht mehr«, dann könnte jetzt der positive Glaubenssatz in verschiedenen Varianten lauten: »Ich bin wütend und von meiner Familie geliebt.« Oder: »Ich darf wütend sein und bin von meiner Familie geliebt.«

- Wichtig: Bitte passe beim Kreieren auf, dass du den neuen positiven Glaubenssatz so bildest, dass ihn dein Gehirn auch versteht. Dein Gehirn versteht die Verneinung nicht. Beispiel: Du willst nicht mehr rauchen. Wenn dein neuer Glaubenssatz dann wäre: »Ich rauche nicht mehr und lebe gesund«, dann verstünde dein Gehirn: »Ich rauche mehr und lebe gesund.« Das kannst du leicht selbst testen. Was passiert, wenn ich zu dir sage: »Stelle dir jetzt bitte nicht das rosa Kaninchen mit den blauen Punkten vor!«? Genau – du siehst das rosa Kaninchen mit den blauen Punkten, also das, was du gerade nicht sehen solltest! Das heißt: Ich muss hier umformulieren! Mein Rauchfrei-Satz könnte folgendermaßen lauten: »Ich bin frei von Nikotin und Sucht.«
- Passe hier also bitte auf und sei ganz genau in der Formulierung. Ich habe oben das Wort »darf« verwendet, auch das ist eigentlich nicht günstig, da das Gehirn dann nur das »dürfen«, aber nicht die Handlung versteht. Ich nehme jedoch manchmal das Wort »darf«, um eine Erlaubnis zu geben, also im Sinne von »Ich gebe mir erst mal die Erlaubnis, wütend sein zu dürfen«. Bitte experimentiere, was besser für dich passt.

Generell kann man sagen: Positive Glaubenssätze sollten immer im Präsens formuliert werden ohne die Wörter »kann«, »darf«, »möchte«, »will«. Das Wort »nicht« versteht dein Gehirn nicht!

- Hast du deine positiven Glaubenssätze formuliert, dann klopfe sie nun täglich ein bis zwei Minuten in deine Handkanten (Dünndarmmeridian) ein, und sprich sie laut aus. Am besten stellst du dich dazu hin, damit du wirklich präsent bist. Achte darauf, die Sätze nicht nur »runterzuleiern«, sondern sie wirklich achtsam und mit Kraft auszusprechen. Wenn du nicht präsent bist, können die neuen Glaubenssätze sich nicht wirklich in dir verankern.

- Nimm neben dem Einklopfen und lauten Aussprechen des Satzes noch so viele Sinne wie möglich dazu, umso mehr verankert sich der positive Glaubenssatz in deinem System. Beispiel: Lautet dein neuer Glaubenssatz: »Ich bekomme jetzt die Unterstützung, die ich brauche und die mir guttut«, dann stelle dir gleichzeitig vor, wie Menschen kommen und dich unterstützen, höre vielleicht sogar, was sie dir Gutes sagen, und spüre, wie es sich in deinem Körper anfühlt. Viel Freude beim Kreieren deiner neuen Realität!

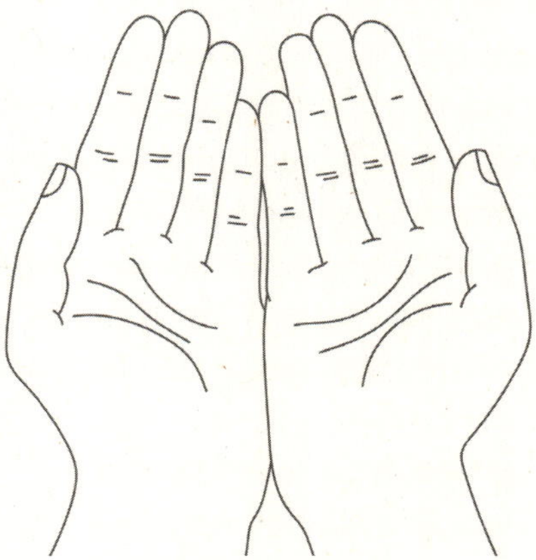

Glaubenssätze einklopfen

Damit es dir noch leichter fällt, eigene Glaubenssätze zu kreieren, habe ich zu der Liste mit negativen Glaubenssätzen hier eine Liste positiver Sätze zusammengestellt. Nutze sie gerne als Anregung:

- »Ich bin gut so, wie ich bin.«
- »Das Leben ist leicht und wunderschön.«
- »Ich bin schön und attraktiv.« – »Ich mag mich so, wie ich bin.« – »Meine Figur ist genau richtig.«
- »Ich vertraue Menschen.«
- »Ich vertraue Männern.« – »Ich weiß, dass es für mich einen guten, zuverlässigen, vertrauenswürdigen, zärtlichen und warmherzigen Mann gibt, der mich gerne unterstützt, mich liebt und respektiert.«
- »Frauen sind konstruktiv, warmherzig und lösungsorientiert.« – »Ich weiß, dass es für mich eine kluge, zärtliche, warmherzige und loyale Frau in dieser Welt gibt, dass ich diese Frau finde und sie bei mir bleibt.«
- »Beziehungen sind Freude, Liebe und Entwicklung. Tauchen Probleme auf, lösen wir sie gemeinsam.«
- »Ich bin geliebt, und ich bin ich selbst.«
- »Ich bin wütend/traurig/ärgerlich, und das ist in Ordnung.«
- »Ich mache Fehler, und das ist okay.« – »Fehler gehören zum Leben und zum eigenen Wachstum dazu.«
- »Ich bin geliebt, so, wie ich bin.« – »Auch ohne etwas zu leisten, bin ich geliebt.«
- »Ich bekomme die Unterstützung, die ich brauche.«
- »Ich bin klug.«
- »Ich bin sportlich/geschickt/musikalisch.«
- »Es ist in Ordnung, um Hilfe zu bitten.« – »Als soziale Wesen unterstützen wir uns gegenseitig.«
- »Um Hilfe zu bitten, zeigt Stärke.«
- »Auch wenn ich unvernünftig, schwach und ängstlich bin, bin ich liebenswert.« – »Es ist in Ordnung, auch mal unvernünftig, schwach und ängstlich zu sein. Das gehört zum Menschsein dazu.«
- »Geld ist gut.« – »Ich liebe Geld.« – »Geld ist positive Energie.«

- »Geld eröffnet mir viele positive Möglichkeiten in meinem Leben.« – »Reichtum und Fülle stehen mir zu und sind mein Geburtsrecht.« – »Auch gute Menschen haben Geld.«
- »Auch wenn ich Geld habe, gehöre ich dazu und bin geliebt.«
- »Gott liebt mich.«
- »Es ist sicher für mich, meine heilerischen Fähigkeiten hier auf der Erde zu leben.«

Das ist wieder nur eine kleine Auswahl an positiven Glaubenssätzen. Ich hoffe, sie dient zur Anregung und hilft dir, deine eigenen zu kreieren.

Energetische Verträge und Verstrickungen – mit Eltern, Kindern, Partnern, im Business …

Ebenso wie es Glaubenssätze gibt, existieren auch Verträge, die wir unbewusst mit uns wichtigen Menschen abschließen. Ich kann aber auch Verträge mit Parteien, spirituellen Gruppen und Energien ebenso wie mit KlientInnen oder Businesspartnern haben. Am häufigsten sind Verträge zwischen Eltern und Kindern sowie zwischen Ehepartnern.

Verträge sind immer blockierend und nie positiv. Deshalb ist es extrem wichtig, sie herauszufinden und zu lösen.

Fallbeispiel Marie

Marie wird mir von einer kooperierenden Ärztin überwiesen, die schlichtweg nicht mehr mit ihr weiterweiß. Marie leidet unter starken Schmerzen, die nur teilweise körperlich zu erklären sind, und massiven Schlafstörungen. Marie war bereits bei vielen Ärzten und in diversen Schmerzkliniken, als sie zu mir kommt. Sie hat schon einen langen Leidensweg hinter sich.

Zunächst lasse ich mir von Marie ihre Geschichte erzählen und mache eine traumaspezifische Anamnese. So erzählt sie mir, dass sie vor einigen Jahren ihre große Liebe verloren hat, ihre Frau Anna, die nach einem schweren Kampf an Krebs verstorben ist. Den Tod von Anna, die traumatische Krankheitsgeschichte, die schlimmen Krankenhauserlebnisse und den Eindruck, sich nicht genug um sie gekümmert zu haben, hat Marie bis heute nicht überwunden. Da sind viel Schuld und Scham, über die sie nicht hinwegkommt. Marie macht sich weiterhin Vorwürfe.

Es ist offensichtlich, dass die Erkrankung und der Tod ihrer Frau für sie schwer traumatisierend waren. Ihr Nervensystem befindet sich in einer permanenten Übererregung. Es ist klar, dass hier erst einmal Regulation geschaffen werden muss, um dann an die Traumaverarbeitung zu gehen. Ich startete also.

Zum Glück ging mir nach den ersten zwei Stunden auf, dass ich etwas übersehen hatte. Ich hatte nicht nachgeschaut, inwieweit Marie Anteile hatte, die weiter krank sein wollten. Denn man kann sagen, je länger ein Mensch psychisch oder physisch erkrankt ist, umso höher ist die Wahrscheinlichkeit, dass er Anteile hat, die keine Genesung wollen, und zwar aus den unterschiedlichsten Gründen heraus. Erforsche ich diese nicht (siehe die Übung »Identifizieren innerer Anteile«), dann kann ich Traumaverarbeitung machen, soviel ich will. Sie wird mir nicht gelingen, und es wird zu keiner wirklichen Besserung kommen.

Bei Marie war genau das der Fall, sie hatte mehrere Anteile, die keine Genesung wollten. Darüber hinaus, und deshalb ist das Thema »Verträge« so wichtig, hatte sie mit ihrer verstorbenen Partnerin Anna Verträge, die besagten: »Mir darf es nicht besser gehen, denn ich habe nicht verhindert, dass Anna gestorben ist. Ich darf kein gutes Leben haben, denn Anna ist tot.«

Nun kann man sich vorstellen, wie lebensverhindernd diese Verträge sind und dass sie einem Schwur gleichkommen, der verhinderte, dass Marie ein gesundes und glückliches Leben führte. Demnach war es extrem wichtig, diese Verträge hellsichtig zu eruieren und dann zu lösen.

Oft fällt den KlientInnen schon währenddessen ein Stein vom Herzen, und sie fühlen eine sofortige positive Veränderung ihres Befindens, sie sind freier und gelöster. Auch bei Marie war es enorm wichtig, die Verträge zu lösen, denn danach kam es zu einer schlagartigen Besserung. Es ging endlich voran, die Traumaverarbeitung zeigte Früchte, Maries Schmerzen ließen nach, die Schlafstörungen hörten auf.

Warum Verträge uns immer blockieren

Du verstehst nun sicherlich, wie wichtig das Eruieren und Lösen von Verträgen ist. Verträge können uns unglücklich machen, an unserer

Heilung hindern, unseren Erfolg blockieren bis hin zu Armuts- und Keuschheitsgelübden. Sie führen dazu, dass wir unfrei sind und unseren Lebensweg nicht gehen können beziehungsweise hier eingeschränkt sind. Solltest du immer wieder an unsichtbare Mauern in deinem Leben stoßen, dann lohnt es sich, neben Glaubenssätzen auch nach Verträgen zu schauen. Auch bei Missständen innerhalb der Familie solltest du immer auch an Verträge unter den Mitgliedern denken, so tragen Kinder oft die Lasten ihrer Eltern. Nach einer Scheidung oder Trennung sind immer die gemeinsamen Verträge zu lösen, die mit großer Sicherheit vorhanden sind. Sonst bist du für keine neue Partnerschaft frei.

Das Gleiche gilt für dein Arbeitsleben. So hatte ich, allerdings unbewusst, auch schon Verträge mit KlientInnen. Stellst du fest, dass es in deinen Arbeitsbeziehungen knirscht, du mit einzelnen Menschen Energie verlierst oder das Gefühl hast, etwas von ihnen zu übernehmen, dann solltest du immer auch nach Verträgen Ausschau halten.

Genauso wie mit anderen kann ich mit mir selbst Verträge haben. Die eigenen Verträge sind Glaubenssätzen oft sehr ähnlich. Um das zu unterscheiden, kannst du wieder mit der Übung »Der kinesiologische Ringtest« prüfen, ob es sich um einen Vertrag oder um einen Glaubenssatz handelt, zum Beispiel, indem du den Ringtest machst und fragst: »Ist der Satz ›…‹ [nenne hier den Satz] ein Glaubenssatz?« (Bei »Nein« öffnet sich der Ring, bei »Ja« bleibt er geschlossen). Das Gleiche machst du mit der Frage »Ist der Satz ›…‹ [nenne hier denselben Satz] ein Vertrag?«.

Beim eigenständigen Lösen von Verträgen gibt es ein großes Problem – du brauchst den genauen Inhalt dieses Vertrages! Ich selbst sehe die Vertragsinhalte bei meinen KlientInnen hellsichtig und benenne sie dann. Oft haben diese sofort eine innere Resonanz dazu bis hin zu körperlichen Reaktionen. Nun sind sicherlich die meisten meiner LeserInnen nicht hellsichtig, auch wenn es Techniken gibt, mithilfe deren man dies lernen kann. So habe ich im Grunde das hellsichtige Schauen mit der Methode ThetaHealing® gelernt.[31] Dies genauer zu erklären würde hier jedoch zu weit gehen. Es bedarf dazu einer Ausbildung und kontinuierlicher Übung.

Du hast also nur die Möglichkeit, nach innen zu spüren und zu erforschen, ob bei dir Verträge vorliegen, vielleicht erfasst du sogar die Inhalte. Wenn du unsicher bist, ob du den Inhalt richtig erfasst hast, kannst du auch wieder den Ringtest machen.

Viele HeilerInnen geben allgemeine Anweisungen zum Lösen von Verträgen. Aus meiner Erfahrung und der von Kollegen ist es jedoch so, dass die allgemeinen Anweisungen zum Lösen nur maximal 20 bis 30 Prozent der vorhandenen Verträge zur gewählten Thematik erwischen. Du kannst es natürlich trotzdem versuchen. Möchtest du hier konkreter arbeiten, dann empfehle ich dir Einzelsitzungen bei versierten HeilerInnen, die wissen, was Verträge sind und wie man sie löst.

Ich möchte dir trotzdem die konkrete Lösetechnik zukommen lassen. So kannst du selbst entscheiden, ob du ein wenig damit experimentierst und vielleicht erst mal verallgemeinernd etwas auflöst. So gäbe es sicher die Möglichkeit, alle paar Wochen wieder zur gleichen Thematik mit den gleichen Personen Verträge zu lösen, sodass dann doch nach und nach einiges nachlässt, auch wenn du nicht die ganz konkreten Inhalte hast. Dein starkes Wollen ist hier wichtig.

Übung: Verträge auflösen[32]

Ablauf:

- Begib dich wieder in einen entspannten Zustand. Wenn du möchtest, kannst du auch deine Gehirnhälften koordinieren (siehe die Übung »Kontaktaufnahme mit dem höheren Selbst«). So bist du noch aufnahmefähiger für deine intuitiven Impulse und erahnst vielleicht sogar den konkreteren Inhalt eines Vertrages.
- Frage dich nun, mit welchen Menschen, zum Beispiel Partnern, El-

tern, Kindern, Arbeitskollegen oder Chefs, Organisationen oder spirituellen Gruppierungen du Verträge hast. Oft hat man die Verträge auch mit sich selbst *und* anderen. Fange da an, wo für dich die meiste Energie ist, die meiste Resonanz, wo es dich hinzieht.

- Hast du die Menschen gefunden, zum Beispiel deine Eltern, mit denen du starten willst, dann sprich jetzt wieder dreimal laut: »Ich rufe Erzengel Michael herbei.« Erspüre wieder, wo er sich befände, wenn er in deinem Raum wäre. Bitte ihn darum, dir zu helfen, die Verträge zu lösen, die dich in deinem Leben und deinem Wachstum behindern, auch wenn du nicht den konkreten Inhalt hast.
- Erschaffe wieder in eineinhalb bis zwei Meter Abstand ein großes, weißes Lagerfeuer, dessen Weiß alle Farben des Regenbogens enthält.
- Sage nun laut zu Erzengel Michael: »Lieber Erzengel Michael, bitte gib mir jetzt alle Verträge und Kopien dieser Verträge mit … [setze hier deine Eltern, deinen Partner, dein Kind und so weiter ein], die nicht mehr meinem höchsten und besten Wohl dienen und die mich in meiner Entwicklung und meinem Leben blockieren und jetzt aufgelöst werden dürfen, durch alle Orte, Räume, Zeiten, Dimensionen und Zwischendimensionen.« Natürlich kannst du an dieser Stelle, so du ihn kennst, auch den konkreten Inhalt einsetzen.
- Nimm nun wahr, was dir Erzengel Michael gibt – ist es ein Blatt Papier, sind es mehrere Blätter, ganze Stapel, Schubkarren voller Papiere oder Bücher, Aktenordner und Schriftrollen?
- Je nachdem, was du bekommst, bittest du nun um das passende energetische Werkzeug. Erhältst du ein paar Blätter, dann bittest du um den Stempel mit dem Wort »ungültig«: »Lieber Erzengel Michael, bitte gib mir den Stempel mit dem Wort ›ungültig‹.« Bekommst du ganze Stapel mit Verträgen oder Aktenordner, Schriftrollen oder Bücher, dann bitte um das energetische Werkzeug Brenneisen: »Lieber Erzengel Michael, bitte gib mir das Brenneisen.«

- Nimm nun dein energetisches Werkzeug in echt in die Hand. Falls es sich um den Stempel handelt, dann stemple mit starker Willenskraft und ganz bewusst jeden einzelnen Vertrag ungültig. Falls es sich um das Brenneisen handelt, dann brenne alle Stapel, Aktenordner und so weiter ungültig, indem du sie durchbrennst, aber nicht verbrennst. Arbeite gründlich und sorgsam, und vergiss nichts!
- Bitte nun den Erzengel Michael um das Schwert der Wahrheit: »Lieber Erzengel Michael, bitte gib mir das Schwert der Wahrheit.«
- Nimm das Schwert der Wahrheit in beide Hände und zerschlage in echt die Vertragsreste. Tue das so oft, wie es dir dein Gefühl sagt.
- Schaue jetzt noch einmal auf dein weißes Feuer, visualisiere es als stark und kräftig brennend, und denke noch einmal daran, dass das Weiß alle Farben des Regenbogens enthält.
- Nimm jetzt mit beiden Händen alle Vertragsschnipsel und wirf sie ins Feuer. Sei hier gründlich! Es ist eine energetische Arbeit – wenn du Schnipsel vergisst, ist nicht alles gelöst. Darüber hinaus ist dann dein Raum energetisch verschmutzt. Also – besser hier gründlich und langsam arbeiten! Falls du mit den vielen Schnipseln überfordert bist, dann bitte Erzengel Michael, dir zu helfen, sie ins Feuer zu werfen.
- Schaue nun zu, und sei auch hier gründlich (!), wie alle Vertragsreste in deinem weißen Feuer verbrennen. Manchmal kann es dauern, dann nimm dir die Zeit, bis wirklich nur noch Asche übrig ist.

Bei den allermeisten Verträgen gibt es nach dem Verbrennen noch kleine Rückstände im Körper und im Aurafeld, die entfernt werden sollten, sodass du ganz frei bist. Dafür gehst du folgendermaßen vor:

- Wähle ein Symbol, wie eine Blume, einen Stein, was auch immer dir einfällt, für die noch vorhandenen Rückstände im Körper und im Aurafeld.

- Gib nun folgende Anweisung und sprich sie laut aus: »Ich befehle jetzt, dass alle Rückstände aus dem eben gelöschten Vertrag in Form von … [setze hier das Symbol ein] aus meinem Körper und meinem Aurafeld aufsteigen, bis sie vor mir sind.«
- Sobald du das Gefühl hast, dass alle Rückstände deinen Körper und dein Aurafeld verlassen haben und vor dir sind, kannst du sie in echt mit deinen Händen zerreißen und ins Feuer werfen. Manchmal kann es sein, dass die Rückstände noch einmal mit dem Brenneisen und/oder dem Schwert der Wahrheit bearbeitet werden müssen. Frage Erzengel Michael danach, er wird dir sagen, was zu tun ist. Arbeitest du mit dem Brenneisen und/oder dem Schwert der Wahrheit, dann brauchst du die Rückstände nicht mehr zu zerreißen, du wirfst sie dann einfach mit deinen Händen ins Feuer. Sei bitte wieder gründlich.
- Nimm dir wieder Zeit und schaue zu, bis wirklich jeder Schnipsel zu Asche verbrannt ist.
- Spüre nach, wie es dir nun geht. Wie fühlt sich dein Körper, deine Stimmung an, was hat sich verändert?
- Wenn du magst, kannst du auf diese Art und Weise weitermachen und noch weitere Verträge lösen, zum Beispiel mit deinem Lebenspartner.
- Erschaffe nun wieder positive Glaubenssätze, quasi als Gegenentwurf für die entstandene energetische Lücke in deinem System. Hattest du zum Beispiel mit deinen Eltern den Vertrag »Ich muss die Lasten meiner Eltern tragen, denn sonst lieben sie mich nicht mehr und ich gehöre nicht mehr dazu«, kreiere vielleicht diese positiven Glaubenssätze: »Ich bin frei, von meinen Eltern geliebt und ich gehöre zu ihnen.« Oder: »Ich bin ich selbst, und ich bin geliebt und gehöre dazu.« Sei hier wieder kreativ und spüre, was in dir resoniert. Klopfe die neuen Glaubenssätze dann wieder 21 Tage ein, wie in der Übung »Positive Glaubenssätze kreieren und verankern« beschrieben.

- Es kann auch sein, dass du dich nach dem Lösen der Verträge leer oder haltlos fühlst. Das ist normal! Denn es gestaltet sich ja in deinem System etwas um, das Alte ist nicht mehr da. Gib dir diesen Raum und stabilisiere dich mit den Schutzübungen aus diesem Buch oder den Stabilisierungsübungen aus meinem letzten Buch *Wenn die Seele nicht heilen will.*[33] Bitte versuche nicht, diese Leere mit alten, ungesunden Verhaltensweisen zu füllen, nur damit du sie nicht spüren musst. Mache dir noch einmal klar, dass hier eine positive Veränderung stattfindet, der du Raum geben solltest.
- Danach solltest du dich ausruhen, gut essen und trinken, denn für dein System ist das Lösen der Verträge anstrengend.

Negative Verbindungen erkennen und auflösen

Genauso wie wir mit anderen Menschen Verträge haben, können wir auch positive oder negative energetische Verbindungen mit ihnen haben. Man kann sich diese Verbindungen wie Schnüre, Fasern oder Fäden vorstellen, manchmal sind es sogar dicke Seile. Sie können dann entstehen, wenn wir miteinander agieren, und sind kurz- oder langlebig. Manchmal stammen sie sogar aus vergangenen Leben, so man daran glaubt. Positive energetische Verbindungen bestehen zum Beispiel von Herz zu Herz zwischen Eltern und Kindern oder zwischen Liebespartnern. Diese sollen natürlich bleiben. So kannst du dich plötzlich am Tag vielleicht wieder beschwingt und freudig fühlen, ohne dass es dafür einen erkennbaren konkreten Grund gäbe. Einer könnte sein, dass dein(e) PartnerIn voller Liebe an dich denkt, dann wandert diese Liebe über die positive Energieschnur zu dir, und du spürst sie. Positive energetische Verbindungen beschenken Empfänger und Sender immer gleichermaßen.

Wir wollen uns an dieser Stelle nun ausschließlich negative energetische Verbindungen anschauen, denn die willst du ja lösen. Negative energetische Verbindungen gehören da, wo sie sind, nicht hin. Bei Verträgen ist es sehr oft der Fall, dass wir auch energetische Verbindungen zu den Menschen unterhalten, mit denen wir die Verträge geschlossen haben. Energetische Verbindungen entstehen meistens ebenfalls unbewusst. Wie du weißt, reichen sie von den unterschiedlichsten Stellen unseres Körpers zu dem anderen oder sogar einer Gruppe. Es ist sehr wichtig, sie zu lösen, da wir über sie nicht nur die Energien der anderen übernehmen können, und die sind bekanntlich nicht immer positiv, sondern auch Energie verlieren.

Ich hatte es schon in der Praxis, dass ein Klient mit einer Burn-out-Symptomatik kam und wir dann feststellen mussten, dass er, von seinen Nieren ausgehend, Energieverbindungen zu seiner Mutter hatte, die er unbewusst mit seiner Energie versorgte. Nach dem Trennen der Energieschnüre ging es ihm wesentlich besser, er hatte deutlich mehr Kraft.

Man kann sich vorstellen, was so etwas, wird es nicht erkannt, bedeutet – nämlich Arztbesuche ohne Ende, medizinische Untersuchungen, Krankschreibung, Nahrungsergänzungsmittel und, und, und … Jeder, der mein letztes Buch gelesen hat, weiß, dass ich ein großer Fan von orthomolekularer Medizin und feinen Blutuntersuchungen bis hin zum Cortisoltest bin, wenn man unter massiver Erschöpfung leidet. Dazu verweise ich meine KlientInnen auch immer wieder auf spezialisierte Ärzte und Heilpraktiker. Eine genaue medizinische Abklärung ist stets nötig, nur möchte ich eben deutlich machen, dass die Ursache von Kraftlosigkeit und Erschöpfung auch energetischer Natur sein kann. Oft ist es jedoch eine Mischung aus verschiedenen Faktoren.

In meiner Praxis habe ich es auch schon häufiger erlebt, dass mir Energie abgezogen wird. So wurde ich immer kraftloser, und der/die KlientIn immer kraftvoller und energiegeladener. Es gibt Menschen, die auch wissen, dass sie das tun, und die sich energetisch geradezu von anderen Menschen ernähren. Ich erinnere mich an eine Klientin, die Triathletin war. Wer Triathlon kennt, weiß, wie viel Kraft für diesen Sport nötig ist. Diese Klientin zog mir Energie ab, und mir fing es an, richtig schlecht zu gehen. Als ich das bemerkte, wurde mir auch klar, wie sie zu ihrer extremen Energie kam, die sie für ihren Sport benötigte. Die Klientin wurde als Kind sexuell missbraucht. Es ist sehr ungewöhnlich, dass ein Mensch mit einer solchen Traumatisierung mit über 50 Jahren und einem unverarbeiteten Trauma über so extreme Energie verfügt. Warum? Weil das Trauma im Normalfall – natürlich ist jedes Nervensystem anders gestrickt – durch die ständige Über- und Untererregung ganz viel Energie und Kraft wegfrisst, und zwar bis hin zu einem tatsächlichen Mangel an Vitaminen und Spurenelementen. Das ging mir mit dieser Klientin gleich in der ersten Stunde durch den Kopf: Wo nimmt diese Frau mit dieser Traumatisierung und in ihrem Alter diese extreme Kraft und Energie her? Nun wusste ich es. Sie bezog sie von anderen Menschen.

Als ich sie darauf ansprach, stimmte sie mir zu. Ich sagte ihr sehr klar, dass ich mit ihr nicht weiterarbeiten könne, wenn sie damit nicht aufhöre. Offensichtlich wusste sie, wovon ich rede. Ich gefährdete mit dieser Frau meine Gesundheit. Da sie einen riesigen persönlichen Vorteil von ihrem Energievampirismus hatte, wollte sie ihn leider nicht aufgeben. Unsere Traumatherapie war damit beendet.

Energievampirismus über negative energetische Schnüre ist weitverbreitet. Dafür müssen keine gemeinsamen Verträge vorhanden sein. Du solltest dich vor Menschen hüten, nach deren Begegnung du ausgelaugt und kraftlos bist. Sortiere sie möglichst aus deinem Leben aus, denn oft sind sie nicht bereit, etwas an ihrem Verhalten zu ändern, oder wehren es ab. Das brauchst du nicht! Du brauchst deine Energie für dich selbst!

Warum Sex immer energetische Verbindungen schafft

Sex ist nicht einfach nur Sex, selbst bei einem One-Night-Stand entstehen zwischen beiden Geschlechtspartnern energetische Verbindungen, die sich nicht mehr von allein auflösen, sondern ein Leben lang bestehen bleiben. Sind beide PartnerInnen miteinander in einer liebevollen Beziehung, dann ist das selbstredend normal und gehört dazu, dass sich über die Sexualität energetische Verbindungen bilden und auch bleiben dürfen. Wenn du dir aber vorstellst, dass du beispielsweise mit deiner/deinem Ex sehr viel Stress hast und mit ihr/ihm eigentlich nichts mehr zu tun haben willst, dann leuchtet dir sicherlich ein, dass es ungünstig ist, wenn du hier weiterhin energetische Verbindungen unterhältst, über die sie/er dich im Zweifelsfall, meist unbewusst, kontrollieren kann, über die du Energien und Gefühle von ihr/ihm zugeführt bekommst beziehungsweise du deine Energie an sie/ihn verlierst. Das möchtest du sicherlich nicht.

Genau weil sich beim Sex energetische Verbindungen bilden, sollte man sich wirklich überlegen, mit wem man ins Bett steigt. Jeder ist ein freier Mensch – du darfst sexuelle Kontakte haben, soviel du willst, aber dann solltest du daran denken, dass du nach einem One-Night-Stand oder einer Affäre besser die energetischen Verbindungen zu der Person löst.

Leider bestehen auch, wie du dir denken kannst, nach einem sexuellen Missbrauch energetische Verbindungen zwischen Täter und Opfer, egal, wie lange die Tat(en) her ist/sind. So gibt es oft noch eine oftmals dicke (bitte hier nicht erschrecken!) Energieverbindung zwischen der Vagina/dem Penis des Opfers und den Geschlechtsorganen oder anderen Körperstellen des Täters. Du kannst dir vorstellen, wie wichtig es ist, diese zu lösen, damit du auch energetisch nicht mehr mit der Täterenergie verbunden bist.

Natürlich ist hier wieder Traumatherapie unumgänglich, aber die übliche Traumatherapie kann eben keine energetischen Verbindungen lösen, das muss zusätzlich passieren. Genau deshalb schreibe ich dieses Buch, um über diese Dinge zu informieren und Lösungen aufzuzeigen! Falls du dich selbst dazu nicht in der Lage fühlst, die Energieverbindungen zum Täter zu lösen, ohne getriggert zu werden, dann gehe zu einer/einem vernünftigen HeilerIn. Oftmals ist es sinnvoll, erst einmal schon ein wenig körperorientierte Traumatherapie wie Somatic Experiencing gemacht zu haben, um so schon ein regulierteres Nervensystem zu haben, stabiler zu sein und damit mehr halten zu können, eben auch diese Art der energetischen Arbeit. Ich selbst arbeite hier unterschiedlich in meiner Praxis, prozessorientiert, oft zunächst traumatherapeutisch, manchmal und wenn mein Klient stabil genug ist, löse ich schon am Anfang Verträge und energetische Verbindungen mit ihm auf.

Wichtig: Wenn du stark in der Übererregung oder dissoziiert bist, kannst du nicht selbstständig die energetische Arbeit machen, denn dann musst du da erst mal mit gezielter Traumatherapie rauskommen. Du kannst dich sonst nicht ausreichend auf die energetische Arbeit konzentrieren! Wo du von deiner Übererregung und/oder Dissoziation stehst, kannst du ganz genau mit dem Stress- und dem Dissoziationsbarometer aus meinem letzten Buch herausbekommen.[34]

Alles, was ich hier tue, ist, Vorschläge zu unterbreiten und Anregungen zu geben. Natürlich ist mir bewusst, dass es viel, viel leichter ist, diese Arbeit mit einem/einer versierten TherapeutIn/HeilerIn zusammen zu machen. Doch nicht jeder hat oder will diese Möglichkeit, so sind auch viele ländliche Gebiete sowohl traumatherapeutisch als auch heilerisch unterversorgt. Die dort lebenden Menschen sollen aber auch etwas an die Hand bekommen, mit dem sie arbeiten können. Wie du selbstständig energetische Verbindungen lösen kannst, zeige ich dir in der nachfolgenden Übung.

Übung: Die Trennung energetischer Verbindungen

Es gibt auch hier die unterschiedlichsten Möglichkeiten, ich möchte dir eine davon vorstellen, mit der du wieder mit Erzengel Michael arbeitest.

Ablauf:

- Achte wieder darauf, dass du in einem ruhigen und entspannten Zustand bist. Erde dich und reguliere dein Nervensystem.
- Rufe nun, wie bekannt, dreimal Erzengel Michael zu dir: »Ich rufe Erzengel Michael herbei.« Nimm wieder wahr, wo er sich bei dir im Raum befindet.
- Frage ihn nun: »Habe ich negative energetische Verbindungen zu … [setze hier den Namen der Person oder der Organisation ein]?« Lausche auf die Antwort. Solltest du diese nicht hören können, dann mache wieder die Übung »Der kinesiologische Ringtest«.
- Falls du energetische Verbindungen hast, dann bitte Erzengel Michael, dir zu zeigen, an welcher Stelle deines Körpers sie sich befinden. Für die Lösung ist es nicht zwingend notwendig, dass du sie siehst oder spürst, es ist oft nur eindrücklicher. Viele meiner KlientInnen sehen ganz genau, wo sich die Verbindungen befinden und wie der Erzengel sie entfernt beziehungsweise herauszieht, gerade bei dicken Strängen kann das dauern. Umso schöner ist es natürlich, wenn der/die KlientIn selbst sieht, was da vor sich geht. Auch wenn du deine energetischen Verbindungen nicht spürst oder siehst, bittest du Erzengel Michael jetzt: »Lieber Erzengel Michael, bitte entferne jetzt alle energetischen Verbindungen zwischen mir

und ... [setze hier wieder die Person oder die Organisation ein].« Gib dem Ganzen Zeit, bis du das Gefühl hast, dass alles entfernt ist.

- Manchmal ist es wichtig, dass die betroffenen Stellen, an denen die Schnüre entfernt wurden, primär, wenn es sich um eine dicke Schnur handelt, noch einmal mit Licht versorgt werden, da es sich erst mal um energetische Löcher handelt, ähnlich wie bei einer körperlichen Verletzung. Frage deshalb den Erzengel Michael, ob die Stellen noch mit Licht versorgt werden müssen. Wenn ja, dann bitte ihn, dass er dies übernimmt. Gib dir wieder ein wenig Zeit.
- Spüre nun nach, wie es dir geht und was sich verändert hat, ob du dich der anderen Person gegenüber freier, neutraler oder distanzierter fühlst.
- Bedanke dich bei Erzengel Michael und entlasse ihn aus deinem Raum.

Manifestieren – das reicht oft nicht!

Ich hatte eigentlich nicht vor, über dieses Thema zu schreiben, da ich es so banal finde und es dazu unglaublich viele Bücher gibt, von denen ich nur eingeschränkt etwas halte. Aber dann war ich in meiner Schreibpause und bekam folgende Nachricht von einer Freundin: »Übrigens, zum 1.5. bekomme ich eine neue Wohnung. Das war deine Arbeit, da bin ich sehr sicher!« Am Nachmittag folgte die zweite Nachricht: »Nächster Erfolg deiner Arbeit: Ich habe heute den Arbeitsvertrag für meinen neuen Job unterschrieben! Du hast Superkräfte!« Ich freute mich riesig für meine Freundin! Ich erinnerte mich zurück, ich hatte es zwischenzeitlich schon vergessen, dass wir circa zwei Monate vorher gemeinsam beim Essen saßen. Sie klagte, dass sich absolut nichts in ihrem Leben tun würde, obwohl sie schon monatelang fleißig manifestiert habe, also jeden Tag so präzise wie möglich visualisierte und auch spürte und hörte, wie sie ihre Traumwohnung und einen neuen Job bekam. Ich hatte von Anfang an gesagt, dass Manifestieren allein nicht reicht, wenn es noch Blockaden gibt. Gleichzeitig sah ich, wie viel Mühe sie sich gab, wie diszipliniert sie war, und hoffte, dass es gelang.

An dem Abend war klar, dass es hier eine Blockade geben musste, denn sonst gelingt Manifestation. So schaute ich mir das hellsichtig an und sah direkt vor ihr eine dicke energetische Mauer stehen. Als ich ihr das erzählte, konnte sie diese ebenfalls wahrnehmen. Es war klar, dass diese Mauer alles Gute abhielt. Mit dieser Mauer konnte keine neue Wohnung und auch kein neuer Job zu ihr kommen. Sie hatte sie selbst zum Schutz hingesetzt und unbewusst Verträge abgeschlossen. Diese mussten erst gelöst werden, bevor die Mauer entfernt werden konnte und energetisch sozusagen freie Bahn war, sodass Gutes in ihr Leben kommen konnte und die Manifestation ihre Wirkung tat.

Pragmatisch, wie ich bin, dachte ich natürlich, dass unsere Sitzung ein Puzzlestein war und sie eigentlich noch bei jemand anderem weiterarbeiten müsse. Ich selbst behandele aus nachvollziehbaren Gründen nur im Ausnahmefall FreundInnen. Demnach empfahl ich ihr, an sich weiterzuarbeiten, und vergaß das Ganze. Umso größer nun die Freude, als ihre Nachrichten kamen. Man sieht also, dass auch kleine Interventionen schon erfolgreich sein können.

Mit Manifestieren meine Realität erschaffen

Mit Manifestation beeinflusse ich willentlich meine Realität, um bestimmte Ergebnisse in mein Leben zu ziehen. So möchte ich vielleicht eine neue Beziehung, einen neuen Job, eine neue Wohnung, mehr Geld oder Ähnliches. Das ist auch völlig in Ordnung. Es darf uns gut gehen. Wir sind schöpferische Wesen, die kreieren können und das auch tun sollten. Im Grunde manifestieren wir unbewusst ständig, indem wir bestimmte Entscheidungen treffen, die eine bestimmte Realität nach sich ziehen. So werde ich bei der Entscheidung für Urlaub A in Griechenland sicher eine andere Realität kreieren als für Urlaub B in Spanien. Daneben manifestieren wir unbewusst oft mit unseren Befürchtungen und negativem Denken, wie Angst, unsere Realität. Letzteres soll bitte nicht wiederum Angst machen! Im Sinne von »Oh, dann bin ich ja selbst dran schuld, ich habe ja ständige Angstgedanken«. An Angstgedanken kann man arbeiten, gern auch traumatherapeutisch. Darüber hinaus kann man lernen, Angst durchzufühlen und vieles mehr, bitte keine Panik kriegen! Es geht hier nicht darum, Schuldgefühle zu schaffen, weil du Angst kennst. Angst ist normal. Angst gehört dazu.

Während ich hier schreibe, hat sich gerade beruflich durch Fügung einiges für mich bewegt – auf die nächsthöhere Ebene. Auf diese gehe ich nur in Abstimmung mit meiner geistigen Führung und meiner Lebensaufgabe. Bekomme ich hier ein »Go«, gehe ich, denn dafür bin ich auf dieser Welt. Aber das bedeutet nicht, dass ich neben aller Vorfreude nicht große Angst hätte. Gestern Abend hat meine berufliche Zukunft eine neue Dimension angenommen mit dem Resultat, dass ich nachts sehr unruhig schlief und auch Angst spürte. Ich fühle mich, trotz der Freude, als ob ich auf dem 10-Meter-Brett stünde und wisse, ich muss springen. Natürlich ist da Angst. Bei jedem großen Schritt in unserem Leben, auch wenn dieser nach vorne geht und noch so positiv ist, ist auch Angst da. Angst gehört also dazu und ist in Ordnung und kreiert nicht gleich eine negative Realität. Renne ich jedoch den ganzen Tag mit negativen Gedanken herum, dann sollte mir klar sein, dass ich damit ab einem gewissen Punkt schon Realität kreiere und mir hier besser Hilfe hole.

Was blockiert Manifestation?

Dieses Thema ist mir dann doch wichtig, da es hier immer noch so viele Falschinformationen auf dem esoterischen Markt gibt. Ich habe schon 2012 in meinem ersten Buch *Theta-Balance* darüber geschrieben, und das, was da steht, gilt heute noch.[35] Deshalb übernehme ich es auszugsweise daraus. Manifestieren funktioniert – innerhalb bestimmter Grenzen, und zwar unter folgenden Voraussetzungen.

Das, was ich manifestieren möchte, muss meinem »Seelenruf« entsprechen und in meinem »göttlichen Plan« enthalten sein. Ich gehe davon aus, dass wir einen freien Willen haben, mit dem wir in unserem Leben Entscheidungen treffen können. Aber ein Teil unseres Weges ist auch vorherbestimmt: Es gibt einen »Plan« für uns. Der von mir sehr geschätzte Psychotherapeut und Autor Sylvester Walch geht davon aus, »dass dem Menschen Möglichkeiten mitgegeben werden, die sich realisieren oder vervollständigen möchten beziehungsweise zur Realisation drängen«.[36] Er spricht von einer universalen inneren Weisheit, zu der wir mittels Meditation oder durch andere spirituelle Wege wie Channeling, ThetaHealing® oder Hellsichtigkeit im Allgemeinen Zugang haben. Diese universale Weisheit enthält bereits alles, was an Möglichkeiten und Aufgaben für uns vorgesehen ist. So beschreibt Walch, dass er, zehn Jahre bevor sein Buch *Dimensionen der menschlichen Seele*[37] erschien, bereits in einem tiefen Meditationszustand exakt den Umschlagentwurf für dieses Buch gesehen hatte, wohlgemerkt ohne jemals vorzuhaben, ein Buch zu schreiben. Genau diesen Umschlag entwarf ihm zehn Jahre später sein Verlag, ohne sein Zutun, für sein erstes Buch. Diese Geschichte kann ich aus eigenen Erfahrungen nur bestätigen, auch ich hatte schon Visionen, was meine berufliche Zukunft anbelangt.

Auch in meinem Leben und in denen meiner KlientInnen zeigt sich immer wieder, dass wir es nicht »machen« können, dass wir in unserem Leben nicht alles bestimmen können, sondern vielen Dingen einfach ausgesetzt sind, auch Prüfungen und Krisen, gerade auf dem spirituellen Weg. Wir können uns nicht vor Krankheiten oder dem Tod lieber Menschen schützen. So erfahren ich und viele andere HeilerInnen, die ich kenne, immer wieder eine Herausforderung: ins Göttliche und ins Leben zu vertrauen, loszulassen, ohne zu wissen, was da kommt. Wir können das Leben nicht kontrollieren, auch nicht mit Manifestation.

Zum Zweiten muss der Zeitfaktor stimmen – manchmal wollen wir manifestieren, das Manifestierte ist auch stimmig, aber die Zeit ist noch nicht reif dafür. Deshalb prüfe ich den Zeitfaktor immer hellsichtig ab. Beispielsweise wünscht sich jemand sehnlichst eine(n) PartnerIn, der richtige Moment ist aber noch nicht gekommen, weil er oder sie aktuell als Lernaufgabe hat, sich selbst zu lieben, zu versorgen und mit sich allein zu sein. Dann wird zunächst kein(e) PartnerIn kommen – trotz Manifestation –, sondern erst dann, wenn die Zeit reif ist und die- oder derjenige seine/ihre Lektion gelernt hat.

Außerdem dürfen der Manifestation keine energetischen Blockaden wie negative innere Anteile oder negative Glaubenssätze oder Verträge entgegenstehen, sonst schicke ich sozusagen Energie los, um zu manifestieren, und diese Energie trifft auf Hindernisse und zersplittert und verpufft. Wenn ich mir beispielsweise für mein Geschäft KlientInnen manifestieren möchte, aber negative Glaubenssätze zum Thema Geld habe wie »Geld ist schlecht« oder »Für Heilarbeit darf man kein Geld nehmen«, dann ist klar, dass entweder keine KlientInnen kommen oder nur solche, die nicht zahlen können.

Wie ich richtig manifestiere

Letztendlich kannst du auf unterschiedliche Art und Weise manifestieren. So kannst du ganz simpel beten – zu Gott, Buddha, einer höheren Kraft, von was immer du überzeugt bist. Du kannst mit bestimmten Lichtwesen sprechen, zu denen du einen Bezug hast, du kannst ein Manifestationsritual über 21 Tage machen oder du arbeitest mit täglicher Zielmanifestation, so wie ich sie nachfolgend vorstelle. Meiner Erfahrung nach kann ein zielgerichtetes, detailliertes Gebet genauso gut wirken wie ein Ritual oder eine konkrete Zielmanifestation.

Bei allen vorgestellten Manifestationsformen ist eins absolut wichtig – du musst wissen, was du willst! Und du musst das, was du willst, so konkret wie möglich beschreiben, sonst bekommst du etwas, was du mit diesen Eigenschaften so nicht wolltest. Also, sei so konkret wie möglich darin, auszuformulieren, was du möchtest. Muss deine neue Wohnung Parkett haben, oder reichen nette, ruhige Nachbarn? Ist das Aussehen deines neuen Partners wichtig, oder sollte er psychotherapieerfahren und spirituell sein oder vielleicht alles auf einmal? Dann nimm das rein – denn du möchtest ja etwas in deinem Leben manifestieren, was zu dir passt. Demnach solltest du dir vor jeder Manifestation die Mühe machen, dich mit Stift und Zettel hinzusetzen und so detailliert wie möglich aufzuschreiben, wie etwas sein soll, was du möchtest.

Und bitte erinnere dich noch einmal an Dr. Joe Dispenza, der sinngemäß sagte, dass du mit einer klaren Intention aus einem Bewusstseinszustand heraus kreieren musst, welcher eine höhere emotionale Energie hat als dein Alltagsbewusstsein, und dein Ziel sollte hochschwingende Gefühle wie Freude, Liebe, Frieden oder Ähnliches in dir auslösen; denn damit bringst du deine Manifestation besser in die Welt und überschreibst im besten Fall alte Programmierungen.

Hier folgt nun eine Anleitung zur Manifestation, die ich auszugsweise aus meinem ersten Buch *Theta-Balance*[38] übernommen habe.

Übung: Anleitung zur Manifestation

Ablauf:

- Die Manifestation muss gehirngerecht sein, das heißt so, dass unser Gehirn auch versteht, was wir manifestieren wollen.
- Manifestationen müssen immer im Präsens formuliert werden, so als ob das Ziel bereits erreicht wäre.
- In einen Manifestationssatz gehört kein »wünschen«, »möchten«, »wollen« oder »Ich werde«; außerdem niemals das Wörtchen »nicht«, wie bereits gesagt wurde! Genau deshalb funktioniert der Satz »Ich werde nicht mehr rauchen« nicht. Das Gehirn versteht unter »werden«: Irgendwann wird das mal so sein, aber in jedem Fall nicht jetzt.
- Deine Manifestation muss immer positiv formuliert sein!
- Außerdem sollte in die Manifestation ein Zeitrahmen hineingenommen werden, entweder mit dem Wort »jetzt« oder indem du ein Jahr, eine Jahreszeit oder einen Monat angibst.
- Du musst ganz konkret alle Eigenschaften benennen, die deine Manifestation haben soll!
- Angenommen, du suchst eine(n) neue(n) PartnerIn. Woran erkennst du, dass du deine Manifestation erreicht hast?
    - *Visuell:* Wie siehst du aus, wenn deine Manifestation eingetreten ist? Vielleicht siehst du beispielsweise den/die neue(n) PartnerIn vor dir, wie er/sie aussieht, was ihr gerade zusammen macht.
    - *Kinästhetisch:* Wie fühlt sich das an? Fühlst du beispielsweise Liebe, Wärme und Entspannung in deinem Körper, fühlst du, wie er/die neue PartnerIn in deinen Armen liegt? Spüre das so körperlich wie möglich!

- *Auditiv:* Was hörst du, wenn die Manifestation erfolgreich war? Vielleicht hörst du romantische Liebesmusik oder wie dir dein(e) neue(r) PartnerIn Koseworte zuflüstert und so weiter.
- *Olfaktorisch:* Was riechst du? Riechst du beispielsweise schon das Parfüm deines neuen Partners/deiner neuen Partnerin oder den Duft von Rosen oder Ähnliches?
- *Gustatorisch:* Was schmeckst du? Schmeckst du vielleicht den ersten Kuss auf deinen Lippen oder den Geschmack des gemeinsam getrunkenen Weines an einem romantischen Abend?

- Notiere dir bei jeder Manifestation sowohl deinen Zielsatz mit den konkreten Eigenschaften sowie deine Sinneserfahrungen: Was siehst, fühlst, riechst, schmeckst und hörst du, wenn du dein Ziel erreicht hast – mit deinem/deiner PartnerIn, in deinem neuen Job, der neuen Wohnung und so weiter?
- Sprich nun 21 Tage hintereinander mindestens einmal täglich deinen Manifestationssatz laut aus, zum Beispiel: »Ich lebe in einer glücklichen, stabilen Beziehung mit einem/einer Mann/Frau zusammen, der/die mich liebt und unterstützt, der/die erfolgreich, spirituell, warmherzig, zärtlich und psychotherapieerfahren ist und der/die, sobald Probleme auftauchen, gemeinsam mit mir an diesen arbeitet.« Sieh, fühle, höre, rieche und schmecke deine(n) neue(n) PartnerIn und euer Zusammensein.
- Der eine oder andere muss jetzt vielleicht wegen des Begriffs »psychotherapieerfahren« schmunzeln – ich bringe das als Möglichkeit ein, um klarzumachen, dass du wirklich alles, was dir wichtig ist, in die Manifestation hineinnehmen kannst und dass diese Details zentral sind – denn wenn du ein sehr entwickelter Mensch bist, der an sich arbeitet, reflektiert ist, Psychotherapie gemacht hat, Kurse besucht, sich generell für Persönlichkeitsentwicklung interessiert, dann möchtest du sicher auch eine(n) PartnerIn, der/die auf diesen Weg ist. Denn für mich ist Psychotherapie kein Zeichen für Labilität oder psychische Erkrankung, sondern von Reifung und Weiter-

entwicklung. Spätestens wenn wir 40 oder 50 Jahre alt sind, haben wir alle schon große Einschnitte, Krisen und Verluste erlebt, das gehört zum Leben dazu. Ich glaube nicht daran, dass Krankheiten, schlimme Trennungen und Ähnliches wirklich gut allein bewältigt werden können, sondern dass hier auf dem eigenen Entwicklungsweg Unterstützung nötig ist.

- An diesem Beispiel erkennst du nun, wie wichtig Genauigkeit und die Kenntnis darüber ist, was du wirklich willst. Deshalb sei ehrlich mit dir. Was wünschst du dir wirklich, wenn alles möglich wäre? Und baue das in deinen Manifestationssatz ein!
- Je mehr Sinne du dafür in Anspruch nimmst, desto besser. Je mehr du schon deine neue große Liebe in deinem Herzen spürst, je konkreter du siehst, wie ihr zusammen seid, desto stärker wird deine Manifestation. Du schaffst damit ein Resonanzfeld, um deine Manifestation in dein Leben zu holen.
- Noch ein No-Go: Bitte zweifle nicht an deiner Manifestation. Das wäre so, als ob du eine gute Saat in ein Blumenbeet gesetzt hättest und ständig nachschaust und wieder in der Erde wühlst, um zu sehen, wie weit der Keimvorgang schon fortgeschritten ist, und damit die zarten Pflänzchen letztendlich kaputt machst.

Karma

Der Begriff »Karma« kommt aus dem Sanskrit und bedeutet »Handlung« oder »Tat«. Letztendlich handelt es sich beim Karma um das Gesetz von Ursache und Wirkung: Dabei geht jeder Handlung erst einmal ein geistiger Prozess voraus. Jede dieser Handlungen hat wiederum eine Konsequenz. Das ist selbst in den banalsten und kleinsten Dingen so. Du bemerkst: »Mir ist es hier zu dunkel«, und du überlegst: »Dann mache ich besser das Licht an« (geistiger Prozess). Du betätigst den Lichtschalter (Ursache), und in deinem Zimmer geht das Licht an (Wirkung). Oder du entscheidest dich dafür, Fahrrad zu fahren (geistiger Prozess), du trittst in die Pedale deines Fahrrads (Ursache), und das Fahrrad fährt (Wirkung).

Die Konsequenz deiner Handlungen muss nicht zwingend in diesem Leben eintreten, sondern kann in den folgenden Inkarnationen ihre Wirkung zeigen. Das hat wiederum mit dem Konzept der Wiedergeburt zu tun. Dieses geht davon aus, dass der Geist, das Bewusstsein, die Seele des Menschen unsterblich sind, dass der Mensch viele Leben durchlebt, in denen er unterschiedliche Erfahrungen macht, Aufgaben zu bewältigen hat und im besten Fall wachsen und sich entwickeln soll. Im Laufe dieser Leben kann ein Mensch durch positive Gedanken und Handlungen positives Karma erzeugen. Vielleicht kann man sich das so vorstellen, dass man dann schon mit einer guten Basisausstattung in die Welt kommt, zu netten Eltern und insgesamt guten äußeren und inneren Bedingungen, aus denen es leichter ist, in ein schönes Leben zu starten, als wenn die Umstände eben nicht sehr nährend, wärmend und liebevoll sind.

Negatives Karma kann über viele Wiedergeburten wirken. Im Grunde war es bisher so, dass ich dieses negative Karma Leben für Leben »abarbeiten« musste – durch besondere Schwierigkeiten und Herausforderungen wie Krankheiten, Armut oder schwierige Familienkonstellationen. Das war bisher häufig sehr mühsam, schmerzvoll und langwierig.

Das ist natürlich eine sehr vereinfachte Darstellung meinerseits. Deshalb möchte ich hier noch die Bemerkung eines Kollegen von mir anfügen, der schon viele Jahre Buddhist ist und den ich zum Thema »Karma« befragt habe. Er bezieht sich auf seinen Lehrer Sogyal Rinpoche, der in etwa sagte: Da wir schon unzählige Leben gewirkt hätten, könnten wir davon ausgehen, dass wir sehr viel negatives Karma angehäuft haben, welches sich in ungünstigen, negativen Umständen äußern könne. Keinesfalls solle man davon ausgehen, dass man in besonderem Maße negativ gewirkt habe, wenn man von negativen Umständen ereilt werde. Alle Wesen hätten negativ gewirkt, es könne sogar sein, dass negatives Karma schneller reife, damit uns vielleicht besonders viele negative Umstände treffen und wir damit schneller zur Befreiung [im Sinne von Erleuchtung] kämen. Auf keinen Fall könne man auf jemanden in schlechten Umständen zeigen und davon ausgehen, dass dieser besonders schlimm in seinem letzten Leben gewirkt hätte. Das widerspreche dem Mitgefühl und unserer Unkenntnis, Karma zu durchschauen. Das könne letzten Endes nur ein vollständig aufgewachter Mensch.

Ziel ist es, sein negatives Karma gänzlich aufzulösen, um so den Kreislauf der Wiedergeburt endgültig zu durchbrechen und ins Nirwana einzugehen. Der Begriff »Nirwana« kommt aus dem Buddhismus. Er bedeutet die Befreiung von den Leiden des Diesseits, das Erlöschen des individuellen Bewusstseins und sein Aufgehen im göttlichen Absoluten. Durch das Aufwachen (früher auch »Erleuchtung« genannt, siehe auch Kapitel 12 »Was bedeutet Aufwachen?« aus meinem zweiten Buch *Wenn die Seele nicht heilen will*) ist das Erreichen des Nirwanas auch schon im Leben möglich und nicht erst nach dem Tod.

Im Buddhismus gibt es hinsichtlich des Karmas das sogenannte Dharma. Dharma bedeutet »Wahrheit/Lehre«. Die Erfüllung des Dharmas ist ausschlaggebend dafür, ob positives oder negatives Karma entsteht. Im Christentum gibt es mit den Zehn Geboten sehr ähnliche Regeln. Hier die Tugenden beziehungsweise das Dharma, das, was zu erfüllen ist:

- Gewaltlosigkeit,
- rituelle, geistige und körperliche Reinheit,
- Mitgefühl,
- Selbstkontrolle,

- Gastfreundschaft,
- Wahrhaftigkeit,
- Freigebigkeit und
- Zornlosigkeit.

Wobei ich bei Letzterem aufpassen würde, denn gerade traumatisierte Menschen haben oft ein Problem, ihre Wut auszudrücken. Viele spirituelle Menschen denken gar, sie dürften nicht wütend oder zornig sein. Das ist damit nicht gemeint. Wut ist gut und richtig, um sich zu verteidigen, die eigenen Grenzen aufzuzeigen und eben in der Traumatherapie auch bestimmte Kampf- und Abwehrreaktionen zu vollenden, die sich in der Traumatisierung nicht vollenden konnten. Anders ist es, wenn ich permanent unkontrolliert wütend oder zornig durch die Welt stapfe und meinen Zorn an anderen Menschen auslasse. Ich tendiere dazu, dass dies mit der Tugend der Zornlosigkeit gemeint ist.

Meines Erachtens muss man die Dinge auch immer in einen Kontext setzen. Manchmal kann man nicht wahrhaftig sein, etwa wenn einen dies das Leben kosten würde oder andere negative Konsequenzen nach sich zöge. Für mich sind diese Tugenden gute Lebensrichtlinien, die ich mal mehr oder weniger sowieso intuitiv verfolge und bei denen ich auch immer mal wieder nachbessern kann. In jedem Fall erzeuge ich durch die Erfüllung oder Nichterfüllung dieses Dharmas positives oder negatives Karma.

Zu unterscheiden ist jedoch noch, welche individuellen Pflichten ich als Einzelner habe – wäre ich zum Beispiel Bodyguard für einen Politiker, dann wäre meine Aufgabe, diesen bei einem Angriff zu verteidigen und zu schützen. Dies könnte im schlimmsten Fall auch bedeuten, dass ich den Angreifer töten muss, weil ich den Politiker sonst nicht wirklich schützen kann und andere Maßnahmen nicht wirksam genug wären. Wäre dem so, dann erzeuge ich wohl kein negatives

Karma. Ob ich negatives Karma erschaffe, hat demnach nicht so sehr mit meiner Handlung als vielmehr mit meiner Intention zu tun.

Beispiel: Eine Mutter hat für ihr Kind nichts zu essen, das Kind hungert. Die Mutter möchte, dass das Kind Essen bekommt und so gesund bleiben kann (positive Intention). Sie kann Essen nur beschaffen, indem sie es stiehlt (negative Handlung). Hier ist also die Intention positiv, damit erschafft die Mutter durch die negative Handlung kein negatives Karma.

Ich hoffe hier grob einen kleinen Überblick zum Thema »Karma« verschafft zu haben. Warum ist dies nun für meine Praxistätigkeit wichtig? Warum sollte ich dieses Thema bei meinen KlientInnen immer mal im Hinterkopf haben? Das erkläre ich nachfolgend.

Wie beeinflusst Karma mein Leben und warum ist es so wichtig, es aufzulösen?

Da ich sehr pragmatisch bin, spielt das Thema »Karma« für mich nur dann eine Rolle, wenn es mein Leben oder das meiner Klienten augenscheinlich beeinflusst; das heißt, wenn bestimmte Themen aus karmischen Gründen nicht lösbar sind. Aus buddhistischer Sicht sind wir jedoch immer von Karma beeinflusst, es wirkt quasi ständig. Natürlich bemühe ich mich, wie die meisten von uns, Positives in diese Welt zu bringen, das jedoch eher aus einem inneren Antrieb und aus meiner Lebensaufgabe heraus. Ich mache mir normalerweise keine Gedanken darum, ob ich damit positives oder negatives Karma erschaffe. Dennoch weiß ich, dass negatives Karma, insbesondere aus einem weit zurückliegenden vergangenen Leben, viel Leid für mich erschaffen hat, auch in diesem Leben, und mir zum Teil die Umstände kreierte, in die ich hineingeboren wurde und die zu meinen Traumatisierungen führten. Dabei geht es wieder einmal jedoch nicht darum zu sagen: »Ja, dann bist du doch selbst dran schuld, dass du so schwierige Herausforderungen zu meistern hattest; du hast dir eben selbst sehr negatives Karma erschaffen.« Sondern es geht darum, dieses Wissen quasi als Rahmen im Hintergrund für dieses Leben zu haben. Dieses Wissen sollte nie dazu führen, dass ich mich schuldig fühle, schwierige Lebensumstände relativiere und kein Mitgefühl für mich empfinde oder sogar meine berechtigte Wut gegen Täter in diesem Leben nicht ausdrücke oder die Taten relativiere. Denn das wäre ein Trugschluss! Mache das bitte nicht! Darum geht es nicht. Wer Leid erfährt, erfährt Leid, und manches davon ist nicht schönzureden, sondern einfach nur schrecklich und bedarf allen Mitgefühls und aller Liebe dieser Welt, auch von mir als Traumatherapeutin.

Karma hin oder her. Karma ist für mich tatsächlich nur dann relevant, wenn es den Heilungsweg eines Menschen blockiert und behindert. Vielleicht kennst du das – du ackerst und arbeitest dein Leben lang mit HeilerInnen und den besten TherapeutInnen an deinen Themen, und doch lässt sich manches nicht lösen, egal, wie viel Mühe du dir gibst. Oft hat das mit Karma zu tun, nämlich dann, wenn du noch ein gewisses Leid erfahren und tragen sollst, als Auswirkung deines Karmas.

So erinnere ich mich, dass ich viele Jahre ein Mangelthema hatte, das sich auch in meinem beruflichen und finanziellen Erfolg ausdrückte. Ich arbeitete mit den besten TherapeutInnen und einer sehr guten Heilerin daran – ohne Erfolg. Das ging über Jahre so. Bis ich sehr verzweifelt noch einmal die geistige Welt um Hilfe bat – ich bekam eine Sitzung bei einem ehemaligen spirituellen Lehrer von mir. Ich weiß bis heute nicht, was er mit mir gemacht hat. Fakt ist, das Thema war danach durch – ich hatte ausreichend KlientInnen und Geld.

Sprich: Ich musste dieses Karma viele Jahre tragen, die therapeutischen Interventionen nützten rein gar nichts; und erst als die Zeit reif war und ich genug Karma abgetragen hatte, durfte das Mangelthema erlöst werden. Das werde ich nie vergessen.

Dementsprechend merke ich auch bei meinen KlientInnen auf, wenn ich weiß, dass wir gut gearbeitet haben und es doch irgendwo »hängt«. Es häuft sich in meiner Praxis, dass ich immer mehr Hinweise darauf bekomme, mir das Karma eines Menschen zu einem bestimmten Thema anzuschauen. Denn nur dann kann ich dieses Thema endgültig heilen und lösen. Oft entstehen aus diesen Inkarnationen, in denen Menschen viel Leid erschaffen haben, auch Verträge mit sich selbst.

Zum besseren Verständnis hier ein Fallbeispiel:

Fallbeispiel Andreas

Andreas hatte kein einfaches Leben. Er war aufgrund von Depressionen und Ängsten erwerbsunfähig und hatte, wie zu erwarten, eine schwierige Kindheit voller Gewalterfahrungen. Er gab sich in der Traumatherapie die allergrößte Mühe, und wir kamen Schritt für Schritt voran.

In einer der Sitzungen berichtete er mir davon, dass er sich nie mit anderen Menschen ebenbürtig fühlen würde und Angst vor seiner eigenen Macht hätte. Das ließ mich aufhorchen. Ich schaute mir die ganze Sache hellsichtig an. Dabei kam heraus, dass Andreas in einem vergangenen Leben Menschen mit seiner damaligen Macht quälte und umbrachte. Aufgrund der irgendwann stattfindenden Einsicht darum hatte Andreas mit sich den Vertrag abgeschlossen: »Ich darf keine Macht haben, denn ich habe damit Unheil angerichtet und Menschen getötet.« Dadurch erlebte er sich im Hier und Jetzt als machtlos und nicht ebenbürtig.

Ich erklärte ihm die Ursache dafür, und wir kamen überein, den Vertrag aufzulösen (siehe die Übung »Auflösung von Verträgen«). Darüber hinaus wurde klar, dass Andreas mit dem vergangenen

Leben sehr negatives Karma erschaffen hatte, was sich auch in seinem jetzigen Leben widerspiegelte – durch schwierige Lebensumstände, Erkrankungen und so weiter.

Um dieses Karma löschen zu können, war es wichtig, dass Andreas die Opfer visualisierte, die volle Verantwortung für sein damaliges Handeln übernahm und mit dem »Hawaiianischen Vergebungsritual« (siehe ab Seite 147 um Vergebung bat. Genau das taten wir, wir installierten an einer Wand eine imaginäre Leinwand, so ähnlich wie im Kino, und ich bat Andreas, sich vorzustellen, wie die Opfer auf der Leinwand erscheinen.

Das Faszinierende daran ist, dass bisher jeder meiner KlientInnen sehen konnte, wie ihre Opfer aussahen, teilweise bis in Details hinein, auch wenn das für die Arbeit nicht nötig ist.

Andreas übernahm nun aus vollem Herzen die Verantwortung und sprach einige Zeit immer wieder das Hawaiianische Vergebungsritual. Er sah selbst, wie sich die Menschen auf der Leinwand veränderten und heller und lichter wurden. Er bekam die Aufgabe, die Leinwandübung inklusive Ritual noch drei weitere Tage zu machen. Danach durfte das Karma von Andreas gelöscht werden. Er durfte symbolisch seine Macht zurücknehmen, die er von nun an positiv einsetzen wollte.

Ich denke, dieses Beispiel zeigt sehr gut, wie nötig es manchmal ist, das negative Karma aufzulösen, wenn es in ein bestimmtes Thema hineinwirkt. Eins muss jedoch klar sein: Es ist das negative Karma zu einem bestimmten Thema und nicht mein gesamtes negatives Karma, das bitte nicht falsch verstehen! Die Auflösung ist jedoch nur dann möglich, wenn ich die volle Verantwortung für mein damaliges Tun übernehme und eine Zeit lang das Hawaiianische Vergebungsritual praktiziere.

Wie kannst du nun herausfinden, inwieweit negatives Karma dich bei der Lösung deiner Themen oder deiner Heilung insgesamt behindert? Du hast hier wieder mehrere Möglichkeiten.

Übung: Behindert dich negatives Karma?

Ablauf:

- Zuerst begibst du dich, wie immer, in einen ruhigen und entspannten Zustand. Die Wege dahin kennst du aus den vorhergehenden Übungen. Mache dir wieder klar, dass du nur in einem regulierten Zustand Infos von deinem höheren Selbst, Lichtwesen oder Ähnlichem wahrnimmst. Deine innere Stimme/Intuition verschwindet durch einen hohen Stresspegel fast völlig. Sobald du ruhig und zentriert bist, entscheide, wie du zu deinen Informationen kommen willst, ob bei dir negatives Karma vorliegt, welches deine Heilung blockiert oder ein Thema unlösbar macht:
  - Willst du dein höheres Selbst anrufen, einen Engel oder ein anderes Lichtwesen, um deine Frage zu stellen?
  - Möchtest du mit der Übung »Der kinesiologische Ringtest« arbeiten?
- Entscheide dich, und stell dann deine Fragen:
  - »Liegt bei mir negatives Karma vor, das meine Heilung behindert?« Oder: »Liegt bei mir negatives Karma vor, das die Lösung des Themas ›…‹ [nenne hier dein Thema] blockiert?«
  - »Wie sieht das Leben/sehen die Leben aus, in dem/denen ich dieses Karma erschaffen habe?« Und: »Was habe ich da getan?«
  - »Gibt es aus dem Leben/den Leben, in dem/denen ich negatives Karma erschaffen habe, Verträge mit mir selbst und/oder den Opfern?«

- »Wie lauten diese Verträge?«
- Nimm dir nun erst einmal Zeit, die Antworten und deine Erkenntnisse zu verdauen. Es kann sein, dass du siehst, wie du Menschen getötet oder andere schlimme Dinge getan hast.

Bitte gehe hier nicht in Schuld- oder Schamgefühle oder irgendwelche anderen emotionalen Dramen! Spüre, was die Antworten mit dir machen, ja, du darfst traurig sein, ja, es darf schmerzhaft sein, du darfst betroffen sein. Aber bitte überhöhe das Ganze nicht emotional, denn das dient weder dir noch dem Prozess. Nimm dir Zeit, fühle, was die Informationen mit dir machen, und sei dir doch ganz bewusst darüber im Klaren, dass du heute ein(e) andere(r) bist, dass du heute nie wieder so handeln würdest, dass du dein damaliges Tun aus heutiger Sicht in keiner Weise nachvollziehen kannst. Ich gehe selbstredend davon aus, dass dem so ist, sonst bräuchtest du nicht weiterzulesen, geschweige denn, dass dein negatives Karma auflösbar wäre.

- Falls du herausfindest, dass du Verträge abgeschlossen hast, dann löse diese an dieser Stelle wie in der Übung »Verträge auflösen« beschrieben. Hast du keinen konkreten Vertragsinhalt, bist aber der Meinung, dass Verträge existieren, beziehungsweise du hast das erfahren oder ausgetestet, dann kannst du diese mit folgender Formulierung erhalten:
  - Lieber Erzengel Michael, bitte gib mir jetzt alle Verträge und Kopien dieser Verträge mit mir selbst und den Opfern aus dem vergangenen Leben, in dem negatives Karma entstanden ist, und ich … [beschreibe hier das Leben, falls du es weißt], durch alle Orte, Räume, Zeiten, Dimensionen und Zwischen-

dimensionen.« Falls du den Vertragsinhalt kennst, benennst du ihn natürlich und gibst in der Formulierung oben dazu: »... mit dem Inhalt ... [nenne hier den Inhalt].«

- Fahre fort wie in der Übung »Verträge auflösen« beschrieben, und lösche alle Verträge und ihre Rückstände.

Ich gebe zu, dass es bei dieser Übung schon einer sehr guten Intuition oder Anbindung bedarf, um eigenständig vergangene Leben, Verträge und Karma zu schauen. Das ist mir bewusst. Ich weiß, dass ich hier viel von dir verlange. Trotzdem war es mir wichtig, dich zu informieren und dir Lösungen aufzuzeigen, denn ich möchte dich eigenständiger machen, sodass du auf deinem Heilungsweg selbstständig Stück für Stück vorankommst. Falls es für dich allein zu schwierig ist, suche eine(n) seriöse(n) HeilerIn auf, der/die hellsichtig schaut, ob negatives Karma bei dir vorliegt, und dieses mit dir löst.

Übung: Hawaiianisches Vergebungsritual

An dieser Stelle weißt du bereits, ob du negatives Karma erschaffen hast, was die Ursache dafür in einem vergangenen Leben oder mehreren war und ob du damals Verträge abgeschlossen hast. Falls dem so ist, hast du sie gelöst.

Anschließend ist es an der Zeit, mit den Opfern zu arbeiten. Dafür eignet sich am besten das Hawaiianische Vergebungsritual, auch »Ho'oponopono« genannt. Dies ist eine Methode zur Lösung persönlicher Probleme und zwischenmenschlicher Konflikte. Sie gehört zu den Reinigungsmethoden der alten schamanischen Lehren der Kahunas, der Priester, Schamanen und Heiler von Hawaii. Dabei bedeutet »Ho'oponopono« übersetzt so viel wie »die Dinge wieder richtigstellen«. Im Grunde geht es dabei um die Heilung von Beziehungen. Dementsprechend kann es bei Konflikten aller Art angewendet werden, mit Partnern, Kindern, Arbeitskollegen, bei juristischen Streitigkeiten und vielem mehr.

Das umfassende System des Ho'oponopono wurde von Dr. Ihaleakala Hew Len zu einer sogenannten Friedensformel zusammengefasst, mit der ich ebenfalls arbeite. Ulrich Emil Duprée berichtet in seinem Buch *Ho'oponopono. Das Hawaiianische Vergebungsritual*, im Jahr 1983 sei Len gebeten worden, in der psychiatrischen Abteilung des Staatsgefängnisses von Kāne'ohe auf Hawaii zu arbeiten. Dort saßen auch psychisch kranke Strafgefangene ein. Die Arbeit sei, unter anderem aufgrund massiven Personalmangels, als die »Hölle« bezeichnet worden. Len sprach mit keinem einzigen Gefangenen, las jedoch deren Berichte und fragte sich dabei: »Was ist in mir an Dunkelheit, an Negativem, an Gewalt und Hässlichkeit, dass es so etwas in meiner Welt gibt? Was ist mein Anteil daran, dass mein Bruder im Geiste so etwas getan hat?«

Immer wenn er etwas davon auch in seinem eigenen Herzen gefunden hatte (Gewalt, Aggression, Hass und so weiter – die ganze Palette menschlicher Abgründe), machte er ein Ho'oponopono und fasste es mit folgenden Sätzen zusammen: »Es tut mir leid. Bitte verzeih mir. Ich liebe dich. Danke!« Er arbeitete also ausschließlich an der Reinigung seines eigenen Herzens und Bewusstseins.

Nachdem er eineinhalb Jahre lange Ho'oponopono gemacht hatte, veränderten sich allmählich die Stimmung und die Atmosphäre im Gefängniskrankenhaus. Nach 18 Monaten trug kein Insasse mehr Handschellen, das Personal kam gern zum Dienst und der Krankenstand der Angestellten verringerte sich. Therapeutische Gespräche mit den Gefangenen wurden möglich, und nach vier Jahren waren bis auf zwei alle von ihnen geheilt.

Len erklärte in einem Interview, er habe nur an seiner eigenen Reinigung und der Löschung von Informationen in seinem Unterbewusstsein gearbeitet. Er sprach nicht von Heilung, sondern betonte, die Lösung des jeweiligen Konflikts sei erfolgt, weil er hundertprozentig die Verantwortung für die Existenz der Gefangenen in seinem eigenen Leben übernommen habe.[39]

Wie kannst du das Hawaiianische Vergebungsritual nun für die Arbeit mit den Menschen nutzen, denen du in einem vergangenen Leben geschadet hast? Gehe wie nachfolgend beschrieben vor.

Ablauf:

- Installiere an der gegenüberliegenden Wand in der Vorstellung eine Leinwand wie im Kino. Der Abstand zwischen dir und der Leinwand sollte mindestens eineinhalb, besser zwei Meter oder mehr betragen.
- Stelle dir jetzt vor, dass alle Menschen dort erscheinen, denen du in deinem vergangenen Leben geschadet hast. Was siehst du – erkennst du nur schemenhaft Gestalten? Kannst du konkrete Gesichter oder Menschen im Ganzen sehen? Sind es viele oder wenige Menschen? Ist es hell oder dunkel? Nimm diese Informationen auf und registriere sie.
- Beginne nun, laut mit diesen Menschen zu sprechen. Wichtig ist hier, dass du voll und ganz da und präsent bist und dass du alles, was du sagst, ernst meinst, sonst funktioniert die Übung nicht! Sage: »Es tut mir sehr leid, was ich euch in meinem vergangenen Leben angetan habe, ich kann es aus meiner heutigen Sicht nicht mehr nachvollziehen. Und ich übernehme jetzt die volle Verantwortung dafür.«
- Wiederhole jetzt mindestens drei Minuten lang laut und achtsam folgende Sätze und das »Danke!«:
  - »Es tut mir leid.«
  - »Bitte verzeiht mir.«
  - »Ich liebe euch.«
  - »Danke!«

- Beobachte, was sich auf der Leinwand verändert – sehen die Menschen anders aus? Sind sie aufrechter, heller, fröhlicher, oder löst sich das Bild gar in Licht auf? Das sind alles Zeichen dafür, dass deine Arbeit wirkt!
- Frage nun den Erzengel Michael, falls er noch da ist, oder teste wieder wie in der Übung »Der kinesiologische Ringtest« beschrieben mit Ja-Nein-Fragen aus, wie viele Tage du das Hawaiianische Vergebungsritual noch machen sollst. Befolge dies.
- Löse nun die Leinwand wieder auf.
- Wie geht es dir? Was fühlst du?

Das Hawaiianische Vergebungsritual ist meines Erachtens die Grundvoraussetzung zur Löschung von negativem Karma, zumindest in der Form, wie ich sie praktiziere. Hast du bis hierhin alle Schritte getan, dann kannst du nun dein negatives Karma löschen.

Übung: Karma-Auflösung mit Serapis Bey

Karma lässt sich auf verschiedene Art und Weise auflösen. Ich nutze dazu die Zusammenarbeit mit einem aufgestiegenen Meister. Er heißt Serapis Bey und war, wie alle aufgestiegenen Meister, bereits auf der Erde inkarniert. Serapis Bey hat verschiedene Aufgaben, eine davon ist die Absolution von Karma und die Integration von karmischen Lektionen. Um dein Karma zu löschen, gehst du wie folgt vor.

Ablauf:

- Sprich dreimal laut aus: »Ich rufe Serapis Bey herbei!« Nimm nun wahr, wo er sich befände, wenn er bei dir im Raum wäre.
- Frage ihn nun: »Serapis Bey, kannst du bitte mein negatives Karma aus dem Leben … [setze hier konkret das Leben ein und was du dort getan hast] löschen?«

- Lausche auf die Antwort – kommt ein »Nein«, dann frage nach, warum er das nicht kann. Meist ist es so, dass du dann eine bestimmte karmische Lektion noch nicht gelernt hast oder nicht glaubwürdig versichern kannst, dass du in diesem Leben nicht wieder Ähnliches tust wie in dem vergangenen. Mehrheitlich wird die Antwort, so du die vorhergehenden Schritte gut durchlaufen hast, ein »Ja« sein.
- Bitte Serapis Bey nun: »Bitte lösche dann das negative Karma.«
- Verfolge innerlich, wie Serapis Bey arbeitet, das kann einen Moment dauern, bis du das Gefühl hast, dass er alles gelöscht hat. Bedanke dich!
- Spüre nun nach, wie es dir geht und wie du dich fühlst. Manchem ist es schon direkt danach leichter.

Ahnenheilung: Ein wichtiger Puzzlestein auf dem Heilungsweg

Als Ahnen werden bekanntlich unsere bereits verstorbenen Vorfahren bezeichnet, also Großeltern, Urgroßeltern, Ururgroßeltern und so fort. Ahnenheilung ist in meiner Arbeit dann wichtig, wenn sich bestimmte Probleme von Generation zu Generation quasi energetisch weitervererben. Das heißt, du leidest unter Schwierigkeiten, laborierst an ungelösten Themen, die mit dir gar nichts zu tun haben, sondern die du von deinen Vorfahren übernommen hast. Das können Süchte, Krankheiten, Mangelthemen, Einstellungen zu Geld, Liebe, Frauen und Männern, dem Leben als solches und vieles mehr sein.

Ich will frei sein – warum Ahnenheilung so wichtig ist

Dementsprechend kannst du dir vorstellen, wie wichtig es ist, diese übernommenen Muster und Themen aufzulösen, sodass du frei bist, dich und dein eigenes Leben zu leben, und im besten Fall sogar das Gefühl hast, von den Ahnen unterstützt zu werden. So erinnere ich mich an einen Klienten, der sich politisch und gesellschaftlich engagierte und gegen Unrecht eintrat. Er tat dies auf eine Weise, die für ihn nicht unproblematisch war. Dabei verwies er immer wieder darauf, dass sein Großvater auch schon gegen die Nazis gekämpft habe, was diesem aber viel Leid brachte. So wurden dessen Söhne bevorzugt in den Krieg geschickt und kamen um. Der Klient kam eigentlich wegen Schulterschmerzen zu mir. Dabei wurde deutlich, dass er ein energetisches Joch auf den Schultern trug. Dieses war mit Verträgen verknüpft, die mehr oder weniger bedeuteten, dass er für sein gesellschaftliches Engagement sein Leben geben würde. Wir lösten selbstverständlich diese Verträge, da sie für ihn sehr ungesund waren. Daraufhin tauchte unerwartet der tote Großvater im Raum auf und sagte zu seinem Enkel: »Es ist jetzt eine andere Zeit als damals, du hast mehr Chancen, bitte belaste dich nicht mit dem Alten.« Denn es kam heraus, dass der Enkel auch mit dem Großvater unbewusst einen Vertrag abgeschlossen hatte, der lautete: »Ich folge dir nach und sühne dich. Ich bin dein Stellvertreter.« Nachdem die Verträge gelöst waren, nahmen wir das energetische Joch ab, danach waren die Schultern des Klienten leichter und die Schmerzen verschwunden. Ich denke, jeder kann sich vorstellen, was meinem Klienten widerfahren wäre, wenn diese Verträge nicht aufgelöst worden wären. Es hätte eine hohe Wahrscheinlichkeit bestanden, dass er dem Großvater nachgefolgt wäre und sich in Gefahr gebracht hätte.

Bei einer anderen Klientin war es so, dass sie von allein bemerkte, wie sie an ihre AhnInnen mütterlicherseits fortwährend Energie verlor. Dementsprechend kraftlos fühlte sie sich. Wir lösten die Verträge zu den AhnInnen Verbindungen zu ihnen. Damit fand der Energieverlust ein Ende.

Eine weitere Klientin mit einem sexuellen Missbrauchshintergrund hatte wiederum mit der weiblichen Ahnenreihe mütterlicherseits folgenden Vertrag: »Du musst so sein wie wir, alle unsere Frauen wurden sexuell missbraucht. Das ist unser Los und damit auch deins.« Auch hier war es zwingend nötig, den negativen Vertrag mit den AhnInnen zu löschen, damit die Klientin frei sein konnte.

Heilungsübung mit den AhnInnen

Du siehst also, wie wichtig es sein kann, etwaige Übernahmen von Mustern, Schuld, Lasten und dementsprechende Verträge mit den AhnInnen zu lösen. Dabei möchte ich dir helfen. Nachfolgende Übung ist dann etwas für dich, wenn du das Gefühl hast, dass dein Thema uralt ist und nicht nur mit dir, sondern auch mit Generationen vor dir zu tun hat. Vielleicht hast du aber auch das Gefühl, etwas zu tragen, was nicht zu dir gehört, oder du spürst, dass du nicht deinen eigenen Weg gehen darfst, sondern die gleichen ausgetretenen Pfade wie deine Vorfahren beschreiten musst. Dann probiere die Übung gern aus.

Ablauf:

- Setze dich wieder entspannt hin, nimm einige tiefe Atemzüge, erde dich und koordiniere deine Gehirnhälften (siehe die Übung »Kontaktaufnahme mit dem höheren Selbst«), sodass du empfänglicher für innere Bilder und Wahrnehmungen bist.
- Frage dich nun, inwieweit dein Thema oder die Schwere in deinem Leben oder deine Energielosigkeit oder etwas ganz anderes mit deinen AhnInnen zu tun hat. Die Antwort darauf kannst du auf folgenden Wegen erhalten:

  - Du hörst auf deine innere Stimme.
  - Du siehst, was vor deinem inneren Auge aufsteigt, welche Bilder und Wahrnehmungen, oder du spürst deine Körperempfindungen dazu. So ist bei manchen eine Gänsehaut ein sicheres Zeichen dafür, dass eine Information stimmt oder auf einem Thema richtig Energie drauf ist.
  - Du befragst dein höheres Selbst oder Lichtwesen dazu.
  - Du arbeitest mit der Übung »Der kinesiologische Ringtest«.
- Wenn du an dieser Stelle weitermachst, weißt du nun sicher, dass deine Problematik auch mit den AhnInnen zu tun hat. Frage nun im Weiteren:
  - »Hat mein Thema mit den AhnInnen väter- oder mütterlicherseits oder mit beiden zu tun?«
  - »Habe ich Lasten von den AhnInnen übernommen und trage sie beziehungsweise verliere ich Energie an AhnInnen?«
  - »Gibt es Verträge dazu [was meistens der Fall ist]?«
- Wenn es Verträge gibt, dann löse sie an dieser Stelle. Arbeite, wie in der Übung »Auflösung von Verträgen« beschrieben. Mir ist bewusst, dass hier wieder der schwierigere Part kommt: Eruiere, wie diese Verträge lauten. Falls du keine genaueren Informationen bekommst, dann arbeite beim Auflösen der Verträge wieder mit der folgenden, allgemeinen Formulierung: »Erzengel Michael, bitte gib mir jetzt alle Verträge mit meinen AhnInnen … [setze hier ein, ob mütterlicher- oder väterlicherseits] durch alle Orte, Räume, Zeiten, Dimensionen und Zwischendimensionen, welche bei mir das Problem … [formuliere dein Problem hier] verursachen oder zum Thema … [formuliere das Thema hier] beziehungsweise zum Energieverlust führen.«
- Hast du die Verträge gelöst, dann bitte Erzengel Michael wieder, alle negativen energetischen Verbindungen zu deinen AhnInnen zu lösen: »Lieber Erzengel Michael, bitte löse jetzt alle negativen energetischen Verbindungen zu meinen AhnInnen … [mütterli-

cherseits oder väterlicherseits] auf.« Verfolge, am besten mit geschlossenen Augen, an welchen Stellen deines Körpers Verbindungen gelöst werden.

- Gib dem Ganzen Zeit! Wenn du das Gefühl hast, dass die Trennung vollbracht ist, dann scanne noch einmal deinen Körper, inwieweit an den Stellen, an denen die Schnüre gekappt wurden, noch Löcher sind. Es kann sein, dass diese noch mit einem goldenen Licht aufgefüllt werden müssen. Dann bitte Erzengel Michael darum. Sind die Stellen geschlossen, braucht es nichts weiter.

Übung: Heilung der Ahnen durch die Göttliche Zentralsonne

Wenn du möchtest, kannst du an dieser Stelle noch ein wenig weitermachen – du kannst deine AhnInnen von ihren Lasten, ihrer Schuld und ihren Traumata befreien, indem du mit der Göttlichen Zentralsonne arbeitest. Das hat auch für dich den Vorteil, dass du dann die positiven Kräfte deiner AhnInnen für dich nutzen kannst, indem du dich wieder mit ihnen rückverbindest, da nach dieser Heilung nur die positiven Energien der AhnInnen zu dir fließen und dich stärken. (Auf die Göttliche Zentralsonne kommen wir am Ende von Teil III noch zu sprechen. Hier nur eine kurze Erklärung: Die Zentralsonne der Galaxis ist als Energieform höchster Intensität und Strahlkraft zu verstehen. Die Göttliche Zentralsonne ist ein Ausdruck der göttlichen Quelle.)

Ablauf:

- Da du bereits durch die vorhergehende Übung in einem entspannten und konzentrierten Zustand bist, können wir gleich loslegen.
- Stelle dir die AhnInnen vor, mit denen du gerade gearbeitet hast.

Vielleicht siehst du sogar, wie es ihnen geht, ob sie beispielsweise fröhlich und liebevoll oder traurig und verzweifelt sind, ob sie lichtvoll oder eher dunkel wirken. Wenn du nichts siehst, ist das auch in Ordnung, trotzdem solltest du die AhnInnen zumindest schemenhaft visualisieren.

- Gehe nun mit deiner Aufmerksamkeit weit, weit in den Himmel hinein bis zu unserer Sonne, reise dann weiter bis zu einer vorgestellten Zentralsonne unserer Galaxis und noch weiter bis zur Göttlichen Zentralsonne (siehe Abbildung auf Seite 196). Hier ist nur deine Intention wichtig. Nimm die Begrifflichkeiten bitte einfach so hin und versuche nicht, sie zu verstehen.
- Stelle dir nun vor, wie das hellweiße, gleißende Licht der Göttlichen Zentralsonne durch alle kosmischen Sphären hindurch bis zu dir fließt und in dein Kronenchakra eindringt. Lasse dich von diesem wunderbaren Licht ganz und gar erfüllen. Wenn du vollständig angefüllt bist, dann leite dieses Licht aus deinen Händen weiter bis zu deinen AhnInnen und versorge deine Ahnenreihe ganz und gar mit diesem Licht, bis auch sie vollständig davon erfüllt ist. Nimm wahr, wie alles Dunkle verschwindet und nur noch reines Licht die AhnInnen durchströmt. Tue dies so lange, bis du das Gefühl hast, dass die AhnInnen gut versorgt sind.
- Probiere nun einmal aus, wie es ist, wenn die AhnInnen hinter dir stehen und ihre nun ausschließlich positive Kraft durch dich durchfließt. Wie fühlt sich das an? Bist du gestärkter, kraftvoller, fühlst du dich sicherer und angebunden? Wenn dem so ist, dann genieße es und tanke auf. Du bist nun wieder auf eine positive Art und Weise mit deinen AhnInnen verbunden, freue dich! Nicht umsonst legen viele indigene Völker und Schamanen so einen großen Wert auf unsere AhnInnen, denn diese können uns, so ihre Energie positiv ist, stärken und stützen.

Reinigung und Schutz

Dieses Kapitel stellt verschiedene Übungen zur Reinigung und zum Schutz dar. Du kannst sie spielerisch nach Belieben ausprobieren und nutzen. Anders in Teil III dieses Buches: Dort stelle ich später ein komplettes in sich schlüssiges Programm zur täglichen Schutz- und Reinigungsroutine für morgens und abends vor.

Wie bereits in den vorhergehenden Kapiteln beschrieben, sind wir mannigfaltigen Energien ausgesetzt, positiven und negativen, die oftmals überhaupt nichts mit uns zu tun haben. Dennoch wirken sie auf uns ein. Nehmen wir das Beispiel einer Krankenschwester, die in einer Großstadt lebt und dort in einer Klinik arbeitet. Diese Frau ist sowohl den kollektiven und sehr dichten Feldern, die eine Großstadt so mit sich bringt, ausgesetzt als auch den Energien im Krankenhaus. Dort geht es bekanntermaßen sehr viel um Tod und Krankheit, demnach auch Gefühle von Angst, Schmerz, Ohnmacht und Ausgeliefertsein. Diesen Energien sind alle Beschäftigten ausnahmslos ausgesetzt. Denken wir an die Hawkin'sche Bewusstheitsskala (siehe die Tabelle »Skala des Bewusstseins« (nach Hawkins, ab Seite 55), dann wissen wir, dass die Schwingung der genannten Emotionen sowie von Tod und Krankheit immer niedrig sind. Das wäre kein Problem, wäre sich besagte Krankenschwester darüber im Klaren und würde sie sich täglich bewusst reinigen und schützen. Noch besser wäre es, wenn das Krankenhaus täglich gezielt energetisch gereinigt würde. Ich könnte mir vorstellen, dass dies einen sehr positiven Effekt auf die Beschäftigten und die Kranken hätte.

Warum sich jeder schützen sollte!

Insbesondere wenn ich in einer Großstadt lebe, aber auch, wenn ich viel mit Menschen arbeite, wie in einem Helferberuf als PolizistIn, Krankenschwester oder -pfleger, ÄrztIn, LehrerIn, ErzieherIn, als RettungssanitäterIn, SozialarbeiterIn, aber auch als VerkäuferIn, um nur einige Berufe zu nennen, sollte ich mich täglich reinigen und schützen. Einfach, da ich im Rahmen meiner beruflichen Tätigkeit zu viel an Energien »abbekomme«, auch wenn mir das nicht bewusst ist. Oftmals zeigen sich negative Energien nur durch Unwohlsein, Erschöpfung, Erkrankungen, das Gefühl, verunreinigt, nicht mehr man selbst oder in der Mitte zu sein. Häufig ist das sehr subtil. Darüber hinaus kann es auch sein, dass du deine Kraft und Energie an andere Menschen verlierst, auch deshalb solltest du dich bewusst schützen, um das einzudämmen.

Der traumatisierte Mensch ist, wie bereits beschrieben, schon allein deshalb mehr von negativen Energien betroffen, da durch die Traumatisierung seine Grenzen gebrochen wurden, wenn auch in unterschiedlichem Ausmaß. Habe ich keine Grenzen, die mich schützen und negative Einflüsse abhalten, dann sind in meinem System quasi Tür und Tor geöffnet für alles, was bei mir reinkommen will. Da Trauma-Energien per se niedrig schwingend sind, mit den entsprechend verknüpften Emotionen, ziehen sie auch niedrigere Energien an. Diese wiederum verstärken die Trauma-Symptomatik, zum Beispiel Angstgefühle. Deshalb ist es so wichtig, dass sich der traumatisierte Mensch täglich schützt und reinigt. Und deshalb achte ich bei meinen Klienten darauf, dass ich ihnen die entsprechenden Techniken und Hilfsmittel vermittle, die ich nachfolgend beschreibe.

Übung: Reinigungsgebet[40]

Das Reinigungsgebet ist sehr effektiv und arbeitet mit Erzengel Michael.

Ablauf:

- Rufe dreimal laut Erzengel Michael in den Raum. Sage dann: »Lieber Erzengel Michael, bitte reinige mich und diesen Raum von allen Fremdenergien, negativen Energien, negativen Wesenheiten, negativen Emotionen und Gedankenformen. So sei es. So sei es, und so ist es. Danke.«
- Falls du viel mit Menschen arbeitest, kannst du noch folgenden Zusatz hinzunehmen: »Lieber Erzengel Michael, bitte trenne jetzt alle negativen energetischen Verbindungen zu … [setze hier den/die Namen ein] und schließe meine Aura für alles außer Energien aus dem höchsten Schöpferbewusstsein.«
- Falls du das Gefühl hast, dass an dem Ort, an dem du dich befindest, noch fremde Wesenheiten oder Energien vorhanden sind, kannst du ergänzend folgenden Text sprechen: »Wir heißen alle Wesen in Licht und Liebe willkommen. Wir sprechen zu euch aus unserer Einheit mit Vater/Mutter Gott. Wir sagen euch, dass ihr alle geheilt seid, dass euch vergeben ist, dass ihr emporgehoben und erleuchtet seid – erfüllt und umgeben vom Christuslicht und der Christusliebe. Und wir bitten die schönen Lichtwesen aus dem Christusbewusstsein jetzt, euch zu eurem perfekten Ort zu geleiten. Geht in Frieden!« Stelle dir dabei mitten in deinem Raum eine große Lichtsäule vor, die bis in den Himmel reicht und durch die diese Wesen und Energien von Lichtwesen an die Orte geleitet werden, zu denen sie gehören und die gut für sie sind.

Die violette Flamme als energetisches Werkzeug und Übungen

Die violette Flamme ist ein sehr wertvolles Werkzeug zur eigenen Klärung und Reinigung. Violett gilt als die am höchsten schwingende Lichtfrequenz des Farbspektrums. Damit hat die Energie der violetten Flamme eine enorme Kraft und kann negative Energien in unserem Körper und in der Aura auflösen. Sie wandelt »niederfrequente« Energien in unserem Körper und dem feinstofflichen Feld in reine Licht- und Liebesenergien um. Selbst Emotionen wie Wut, Hass, Zorn, Angst und Trauer kann sie dabei transformieren. Im feinstofflichen Feld kann die violette Flamme blockierende Energien in den Chakren, im Emotional- und Mentalkörper und auf der körperlichen Ebene reinigen.

Übung: Mit der violetten Flamme arbeiten

Willst du mit der violetten Flamme arbeiten, dann rufe sie zu dir.

Ablauf:

- Sprich dreimal laut aus: »Ich rufe die violette Flamme der Transformation herbei.« Wenn du ihre Präsenz spürst, lenke sie in die Bereiche deines Körpers und deiner Aura, in denen du eine Transformation oder Reinigung wünschst. Visualisiere, wie die violette Flamme dort arbeitet und blockierende Energien transformiert.
- Du kannst in diesen Bereichen auch das Symbol der violetten Flamme (siehe die Abbildung) visualisieren, das die Energie der violetten Flamme in sich trägt. Verbleibe mit deiner Aufmerksamkeit so lange in dem Bereich, in dem du die violette Flamme anwendest, bis du Erleichterung spürst. Falls negative Bilder oder alte Glaubenssätze aufsteigen, gib diese ebenfalls in die violette Flamme.

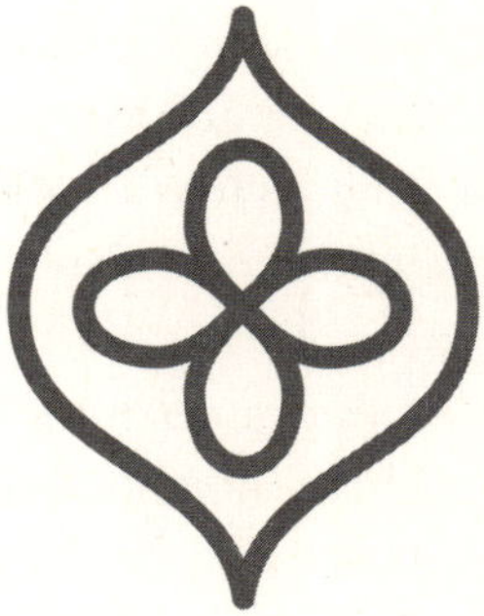

Symbol der violetten Flamme

Übung: Schutz durch die violette Flamme

Die violette Flamme kann auch zum Schutz angewandt werden, zum Beispiel, wenn man sich an Orten aufhält, an denen negative Energien zu erwarten sind. So habe ich vor vielen Jahren oft Klienten in der geschlossenen Station der Psychiatrie besucht. Feinfühlig, wie ich schon damals war, hatte ich jedes Mal das Gefühl, sobald ich die Tür zur Station öffnete, dass mir eine negative Energiewand entgegenkam. Ich habe mich dementsprechend bewusst vorher geschützt, unter anderem mit der violetten Flamme. Wie das geht, möchte ich dir nachfolgend zeigen.

Ablauf:

- Sage dreimal laut: »Ich rufe die violette Flamme herbei!«
- Gib nun die Anweisung: »Violette Flamme, bitte schütze meinen Körper und mein Aurafeld für die nächsten ... [setze hier die Minutenzahl ein, zum Beispiel 15 Minuten] Minuten vor allen negativen Energien!« Du kannst also eine Zeit bestimmen, wie lange die violette Flamme dich umgeben und schützen soll.
- Wichtig: Mache dir klar, dass die violette Flamme automatisch

auch transformierend wirkt und alte Energien und Emotionen in deinem Körper und deiner Aura verbrennt. Das kann für den Körper sehr erschöpfend sein, deshalb solltest du die violette Flamme nicht länger als 30 Minuten zu deinem Schutz installieren. Hier musst du also abwägen!

- Visualisiere, wie die Flammen etwa 30 Zentimeter unter deinen Füßen ihren Anfang nehmen und dich in alle Richtungen bis zu einem Meter umgeben. Sie reichen auch über deinen Kopf. Sie hüllen dich vollkommen ein, wandeln alle niederfrequenten Energien der Umgebung in reines Licht und schützen dich vollkommen.

Übung: Reinigung mit der violetten Flamme

Die violette Flamme bietet dir ebenfalls eine wunderbare Möglichkeit, dich zu reinigen. Du kannst diese Übung machen, wenn du ein wenig Zeit und Lust für eine ausführlichere Reinigung hast. Wenn es schneller gehen soll, dann arbeite gern mit dem Reinigungsgebet oder Teil III dieses Buches. Nachfolgend die Übung.

Ablauf:

- Nimm dir Zeit und ziehe dich wieder an einen ruhigen Platz in deiner Wohnung zurück, an dem du dich sicher und geborgen fühlst. Erde dich (siehe »Die Erdungsübung« in Teil III) und nimm noch einmal bewusst zwei bis drei tiefe Atemzüge. Bemerke, wie du mit jedem Einatmen ruhiger und entspannter wirst und mit jedem Ausatmen alle Gedanken, Gefühle, alles, was so rumschwirrt in deinem Kopf, einfach loslässt. Synchronisiere dann deine beiden Gehirnhälften (siehe die Übung »Kontaktaufnahme mit dem höheren Selbst«) und installiere deinen Auraschutz (siehe den Abschnitt Der »normale« Schutzmantel in Teil III).

- Stelle dir nun einen Lichtkanal vor. Dieser reicht vom Mittelpunkt der Erde bis weit über alle deine feinstofflichen Körper in die göttliche Quelle selbst hinein. Visualisiere diese Quelle als strahlend helles und gleißendes Licht, weit, weit in den Kosmos hinein. Ist das für dich zu wenig greifbar, dann stelle dir einfach alternativ vor, wie dein Lichtkanal bis in unsere Sonne reicht. Dein Lichtkanal erstreckt sich entlang der Wirbelsäule bis zum Kronenchakra. Öffne dein Kronenchakra wie ein Tor, und siehe, wie dein Kanal sich immer mehr nach oben hin ausdehnt, durch alle höheren Dimensionen des Lichts und all deine höheren Energiekörper, bis er das unglaublich strahlende Licht der göttlichen Quelle oder unserer Sonne erreicht. Nun bist du perfekt vertikal ausgerichtet. Visualisiere zum Schutz deines Kanals die Farbe Saphirblau entlang deines gesamten Kanals.
- Lenke deine Aufmerksamkeit jetzt auf dein Herzchakra. Visualisiere dein Herzchakra als wunderschön leuchtende Sonne und stelle dir vor, wie du dieses schöne Sonnenlicht mit jedem Atemzug in deinem Körper und deiner Aura verteilst.
- Rufe nun dreimal hörbar dein höheres Selbst zu dir: »Ich rufe mein höheres Selbst herbei. Ich rufe mein höheres Selbst herbei. Ich rufe mein höheres Selbst herbei.«
- Rufe jetzt dreimal die violette Flamme herbei: »Ich rufe die violette Flamme herbei. Ich rufe die violette Flamme herbei. Ich rufe die violette Flamme herbei!«
- Arbeite nun mit der violetten Flamme an der Reinigung deiner Chakren:
  - Visualisiere die violette Flamme zuerst in deinem Wurzelchakra. Die violette Flamme nimmt dort alle vorhandenen Belastungen auf und reinigt und wandelt sie um.
  - Visualisiere die violette Flamme jetzt in deinem Sakralchakra. Dort nimmt die violette Flamme alle vorhandenen Belastungen auf und reinigt und wandelt sie um.

  - Visualisiere die violette Flamme jetzt in deinem Solarplexuschakra. Auch hier nimmt die violette Flamme alle vorhandenen Belastungen auf und reinigt und wandelt sie um.
  - Visualisiere die violette Flamme jetzt in deinem Herzchakra. Und siehe, wie die violette Flamme alle vorhandenen Belastungen aufnimmt, reinigt und umwandelt.
  - Visualisiere die violette Flamme als Nächstes in deinem Halschakra. Dort nimmt die violette Flamme wiederum alle vorhandenen Belastungen auf und reinigt und wandelt um, was der Transformation bedarf.
  - Visualisiere die violette Flamme jetzt in deinem Stirnchakra. Auch hier nimmt die violette Flamme wie gehabt alle vorhandenen Belastungen auf und reinigt und wandelt sie um.
  - Visualisiere nun abschließend die violette Flamme in deinem Kronenchakra. Die violette Flamme reinigt und wandelt hier nun ebenfalls alle vorhandenen Belastungen um, die der Transformation bedürfen.
- Reinige jetzt deine Energiekörper. Stelle dir vor, wie dich deine Aura 60 bis 90 Zentimeter von deinen Körpergrenzen entfernt umgibt. Du kannst dir das wie ein dich umgebendes Licht-Ei vorstellen:
  - Beginne mit dem Ätherkörper. Lenke die violette Flamme in deinen ätherischen Körper, der dich in einem Abstand von etwa drei Zentimetern[41] umschließt. Auch hier nimmt die violette Flamme alle vorhandenen Belastungen deines ätherischen Körpers auf und reinigt ihn und wandelt um, was der Transformation bedarf. Alle dichten Energien in deinem Ätherkörper wandeln sich zurück in reines Licht.
  - Gehe nun zu deinem Emotionalkörper, der dich in einem Abstand von 40 Zentimetern umschließt. Lenke die violette Flamme in deinen Emotionalkörper. Auch hier nimmt die violette Flamme alle vorhandenen Belastungen deines emotionalen Körpers auf und reinigt ihn und wandelt um, was der Transfor-

mation bedarf. Die violette Flamme wandelt jetzt alle dichten Energien, alle schweren Emotionen, Bilder und unbewussten Energien in deinem emotionalen Körper zurück in reines Licht.

- Reinige jetzt deinen Mentalkörper. Lenke die violette Flamme in deinen mentalen Körper, der dich in einem Abstand von etwa 60 Zentimetern umschließt. Auch hier nimmt die violette Flamme alle vorhandenen Belastungen deines mentalen Körpers auf und reinigt ihn und wandelt um, was der Transformation bedarf. Die violette Flamme wandelt jetzt alle dichten Energien, alle belastenden Gedanken und mentalen Muster in deinem Mentalkörper zurück in reines Licht.
- Mache jetzt mit deinem spirituellen Körper weiter, der dich in einem Abstand von circa 90 Zentimetern umgibt. Hier geht es vor allem darum, die Verbindungskanäle zu den anderen feinstofflichen und dem physischen Körper zu reinigen, sodass die Lichtenergie deines spirituellen Körpers wieder frei bis in den physischen Körper fließen kann. Lenke danach die violette Flamme in deinen spirituellen Körper. Die violette Flamme nimmt dort alle vorhandenen Belastungen auf und reinigt und wandelt um, was der Transformation bedarf. Die violette Flamme wandelt jetzt alle dichten Energien in deinem spirituellen Körper zurück in reines Licht.

- Es kann sein, dass sich bei dieser Arbeit Bilder von Belastungen deines Energiefelds zeigen. Dies können sowohl Belastungen aus diesem Leben als auch aus vergangenen Inkarnationen sein. Wenn sich dir Bilder zeigen, vertraue ihnen, denn diese Bilder tragen oft Botschaften der Heilung in sich und erklären vielleicht, warum du dich in einer bestimmten Situation befindest, oder sie zeigen auf, dass du dich in früheren Leben in ähnlichen Thematiken bewegt hast. Die Essenz wird sichtbar. Durch dein Verstehen kannst du alles verändern, loslassen und dich befreien.
- Übergib jetzt alles, wovon du dich lösen möchtest, alles, was sich

gezeigt hat – Bilder, Erinnerungen, Gefühle und Gedanken –, der violetten Flamme.

- Sobald du das Gefühl hast, dass der Prozess für dich beendet ist, bedankst du dich bei der violetten Flamme für ihre Transformationsarbeit und entlässt sie.
- Jetzt ist es wichtig, deine feinstofflichen Körper noch einmal mit heilender goldener Energie zu füllen. Visualisiere dazu eine goldene Sonne oberhalb deiner Aura und lass ihr Licht hell erstrahlen. Stelle dir vor, wie sich ihr Licht in Form eines goldenen Lichtregens in deine Aura, deine Chakren und deinen physischen Körper ergießt und dich durchströmt. Lass das goldene Licht nun für etwa vier Minuten auf diese Weise wirken.
- Nimm nun bewusst wahr, was sich verändert hat und wie du dich fühlst. Komme mit deiner Aufmerksamkeit wieder ganz und gar in deine äußere Umgebung zurück, rekle und strecke dich.

Übung: Unterstützung durch Düfte und Essenzen

Eine wundervolle und dazu sehr sinnliche Möglichkeit, sich und sein Zuhause zu reinigen, ist der Einsatz von Düften und Essenzen. Hier kannst du dich auf sehr angenehme Art und Weise bei der Reinigung deiner selbst und deines Zuhauses oder deiner Arbeitsstelle unterstützen. Ich sehe Düfte und Essenzen allerdings nur als »Basics« an, denn je nachdem, um welche negativen Energien es sich handelt, können Düfte hier helfen, aber die Betonung liegt eben auf »können helfen«. Wer glaubt, mit Salbei oder Weihrauch heftige Energien (ich möchte im Rahmen dieses Buches bewusst nicht auf die unterschiedlichen negativen Energien eingehen) zu lösen, der irrt. Dafür kann man alle anderen genannten Schutz- und Reinigungsmöglichkeiten in diesem Kapitel anwenden, diese haben eine andere Durchschlagkraft und sind wirkmächtiger.

Aber zum Glück ist es ja nicht so, dass es jede(r) von uns mit heftigen Energien zu tun hat, sondern häufig geht es lediglich um eine kontinuierliche Reinigung der Wohnung, zum Beispiel nach einem Streit oder der Erkrankung eines Familienmitglieds. So wie ich meine Wohnung mit Wasser und Wischmopp reinige, so sollte ich sie ab und an energetisch reinigen. Praxen und Seminarräume, in denen sich viele Menschen aufhalten, sollten regelmäßig neben den genannten Schutz- und Reinigungstechniken auch mit Düften und Essenzen gereinigt werden. Ich selbst rieche es, wenn mein Praxisraum voller negativer Energien ist, die sich durch die tiefe transformatorische Arbeit und die Traumatherapie abgelöst haben. Manchmal habe ich ordentlich zu tun, um den Raum wieder energetisch sauber zu kriegen. Ich reinige und schütze meinen Praxisraum jeden Tag.

Hier folgen nun diverse Möglichkeiten, um sich und die eigenen Räume zu reinigen:

- **Räuchern***:* Räucherstäbchen oder Räuchermischungen kennst du wahrscheinlich. Sie sind klassische Hilfsmittel, um dich, deine Aura und deine eigenen Räume zu klären. Mit den Räucherstäbchen kannst du dich und dein Aurafeld bewusst einräuchern, genau wie deine Räume. Für die Kräuter brauchst du eine feuerfeste Schale und Räucherkohle; sobald die Kohle glüht, kannst du deine Mischung daraufgeben und losräuchern. Das kann viel Spaß machen! Zusätzlich kannst du dich und deine Räume segnen, indem du während des Räucherns sagst: »Ich segne mich.« Und: »Ich segne diesen Raum.« Denke bitte daran, dass du insbesondere Ecken/Nischen und Verwinkelungen gut ausräucherst, denn hier sammeln sich, genau wie auf Teppichen und Polstermöbeln, schnell ungute Energien. Ich stelle dir jetzt verschiedene Kräuter zum Räuchern vor. Suche dir die aus, die dich am meisten ansprechen, und entscheide auch deiner Nase nach. Nimm den Duft, den du magst:
    - *Salbei* wirkt reinigend, desinfizierend, konzentrationsfördernd,

belebend und klärt das Bewusstsein. Salbei gibt es nicht nur als lose Kräuter, sondern auch als Bündel, das nur angezündet werden muss.

- *Weihrauch* klärt die Sinne, bringt Reinheit und Ruhe, und wirkt seelisch ausgleichend, desinfizierend und entzündungshemmend. Beim Räuchern von Weihrauch werden Monoterpene freigesetzt, die das Immunsystem stärken können.
- *Palo Santo:* Der »heilige Stock« ist das Holz des Trockenwaldbaums aus Peru. Es hilft, negative Energien und Schwingungen zu vertreiben, und schützt.
- *Myrrhe* ist ein Baumharz und war neben Weihrauch im Altertum das wichtigste Räuchermittel. Sie wirkt reinigend, klärend und desinfizierend.
- *Johanniskraut* vertreibt einerseits negative Energien und wirkt andererseits stimmungsaufhellend.

- **Ätherische Öle:** Hier gibt es die verschiedensten Anbieter. Hochwertige Öle findest du beispielsweise von den Firmen Primavera, Young Living und doTERRA. Bitte beachte, dass du ätherische Öle nicht direkt pur auf die Haut oder die Schleimhäute aufträgst, da sie sehr stark reizen. Du darfst sie auf deiner Haut nur verdünnt mit einem Trägeröl wie Olivenöl anwenden. Pur kannst du die Öle, zusammen mit Wasser, für deine Duftlampe verwenden. Hier nun einige ausgesuchte Vorschläge:
  - *Salbeiöl* dient zum eigenen Schutz. Mische 3 Tropfen auf 1 Esslöffel Trägeröl. Reibe dir dann zur Unterstützung dein Kehlkopfchakra ein. (Ausnahme: Epileptiker und Schwangere dürfen kein Salbeiöl verwenden!)
  - *Wacholderöl* im Putzwasser oder in der Duftlampe wirkt stark reinigend und löst festgefahrene Blockaden in deinen Räumen.
  - *Zedernholz* im Putzwasser oder in der Duftlampe löst negative Energien und wirkt beruhigend.

- *Lavendelöl* im Putzwasser oder in der Duftlampe bringt Ruhe und Harmonie.
- *Weihrauchöl* im Putzwasser oder in der Duftlampe klärt und besänftigt deine Räume und erlöst negative Energien.

- **Kaiser-Natron und Meersalz:** Beides ist wunderbar für eine energetische Reinigung in der Badewanne geeignet. Gib einen schönen Duft in dein Badewasser. Vielleicht nimmst du sogar eins der oben genannten ätherischen Öle. Vermische dann aber vorher maximal 5 Tropfen des ätherischen Öls mit einer Trägersubstanz wie 2 bis 3 Esslöffeln Olivenöl oder Sahne. Gib diese Mischung so in dein Badewasser. Nun gibst du entweder 1 Tütchen Kaiser-Natron oder Meersalz dazu. Genieße! Wenn du magst, dusche dich am Ende deines Bades noch einmal kurz ab, und stelle dir vor, wie alle negativen energetischen Schlacken, die sich herausgelöst haben, nun abgespült werden.

- **Aura-Soma:** Ich arbeite sehr gern mit der Farbtherapie Aura-Soma, sowohl um meine Aura als auch um meine Räume zu reinigen. Ein Vorteil von Aura-Soma ist, dass ich es direkt auf den Körper auftragen kann, zum Beispiel 1 bis 2 Tropfen auf die Handgelenke. Dann kannst du den Duft dreimal tief einatmen und so schon je nachdem, welche Aura-Soma-Flasche du hast, eine beruhigende, herzöffnende und reinigende Wirkung erfahren. Aura-Soma wurde 1984 von der Engländerin Vicky Wall (1918–1991) entwickelt. Die Inspiration für ihre Produkte bekam sie während einer Meditation zu einer Zeit, in der sie schon blind war. Die Aura-Soma-Essenzen schaffen ein kraftvolles Energiefeld und wirken auf den Körper, die Gefühle und Gedanken. In den Essenzen sind Öle, Wasser, Kristalle und Pflanzen enthalten. Für mich ist es jedoch viel mehr, was Aura-Soma enthält, was physisch nicht greifbar und wissenschaftlich auch definitiv nicht belegbar ist. Die Produkte findest du in ausgesuchten Läden oder unter https://aurasoma.de. Mehr zur Entstehung von Aura-Soma kannst du in der beeindruckenden Biografie von Vicky Wall nachlesen.[42] Es gibt verschiedene Aura-Soma-Produkte. Ich arbeite vor allem mit Quintessenzen und Pomandern. Für mich eignen sich beide hervorragend für die Reinigung und den Schutz der eigenen Aura und Räume. Laut www.aurasoma.de eignen sich Quintessenzen jedoch wohl mehr für den Schutz und die Reinigung der äußeren Auraschichten, also der Schichten, die weiter vom Körper entfernt sind. Und Pomander wirken wohl vor allem auf die Chakren und die Auraschichten, die näher am Körper sind. Bei der Anwendung kannst du das beachten. Ich arbeite hier sehr intuitiv. Du kannst 2 bis 3 Tropfen der Essenz auf deine Handinnenflächen geben und dann deine Aura und deine Räume damit einfächeln. Zusätzlich kannst du sie mit tiefen Atemzügen einatmen. Die Wirkungsdauer wird auf circa zweieinhalb Stunden angesetzt. Ich arbeite vor allem mit folgenden Quintessenzen:

- *Serapis Bey:* Reinigung, Stabilität und Schutz der Aura. Erkennen von Ursache und Wirkung.
- *Lady Nada:* grenzenlose und bedingungslose Liebe, Geborgenheit und Schutz, Reinigung und Stabilität der Aura.

... und diesen Pomandern:

- *Weiß* reinigt auf allen Ebenen.
- *Rosa* unterstützt die Selbstliebe, lässt liebevolle und warme Gefühle im Herzen entstehen bis hin zur bedingungslosen Liebe und ist auch für die Harmonisierung von Gruppen geeignet.
- *Tiefrot* ist stark energetisierend und erdend. Dieser Pomander schützt vor negativen Energien.
- *Tiefmagenta* gibt starken Schutz, unterstützt die Heilung und stärkt bei Erschöpfung.
- *Orange* kann dabei unterstützen, Schocks aus dem System zu lösen; sehr freudvoll.

Übung: Das eigene Heim schützen

Auch hier gibt es natürlich verschiedene Möglichkeiten. Eine einfache wäre, dass du dir vorstellst, die Wände deiner Wohnung seien mit Lichtmauern umgeben oder es bestehe eben eine Schutzschicht aus Licht zur Außenwelt/den Nachbarwohnungen. Schon das ändert etwas in der Wohnatmosphäre. Nachfolgend zeige ich dir noch eine ausführlichere Übung auf, die Schutz vor negativen Energien bietet und eine angenehme Wohnenergie schafft.[43] Die Übung geht folgendermaßen.

Ablauf:

- Begib dich wieder in einen entspannten Zustand, sodass du dich gleich gut konzentrieren kannst.
- Rufe nun dreimal laut die plejadischen Boten des Lichts herbei: »Ich rufe die plejadischen Boten des Lichts herbei.«
- Bitte die Plejadier jetzt, den Erdenlichtkegel auf Bodenhöhe für deine gesamte Wohnung zu installieren. Der Erdenlichtkegel stabilisiert die Energien in deiner Wohnung und stärkt deine Verbindung mit Mutter Erde. Ich empfinde ihn als sehr kraftvoll. Sage: »Liebe plejadische Boten des Lichts, bitte installiert den Erdenlichtkegel jetzt auf Bodenhöhe für meine Wohnung/mein Haus/mein Zimmer.«
- Visualisiere nun, wie sich auf Bodenhöhe ein großer Trichter aufbaut, der mit der Öffnung nach oben/zu dir zeigt und deinen gesamten Wohnraum umfasst. Die schmale Öffnung des Trichters geht nach unten in die Erde hinein. Stelle dir nun vor, wie aus deinem Wurzelchakra eine goldene Erdungsschnur durch die Trichteröffnung in die Erde geht, bis zu einem vorgestellten kristallinen Mittelpunkt der Erde reicht und sich mit diesem verbindet. Du bist nun vollkommen geerdet und zusätzlich mit den besten Erdenergien versorgt. Es kann sogar sein, dass du dich kraftvoller fühlst.

- Visualisiere nun eine goldene Sonne von etwa 60 Zentimetern Durchmesser mitten in deiner Wohnung. Stelle dir vor, wie sich diese goldene Sonne mehr und mehr ausdehnt, bis sie schließlich alle Räume erfüllt und umschließt.
- Lege um die goldene Sonne herum eine ein bis zwei Meter dicke Schicht aus violettem Licht und sprich folgende Affirmation: »Diese Kugel aus violettem Licht wird so lange intakt bleiben, bis ich diesen Vorgang wiederhole. So sei es. So sei es, und so ist es.«

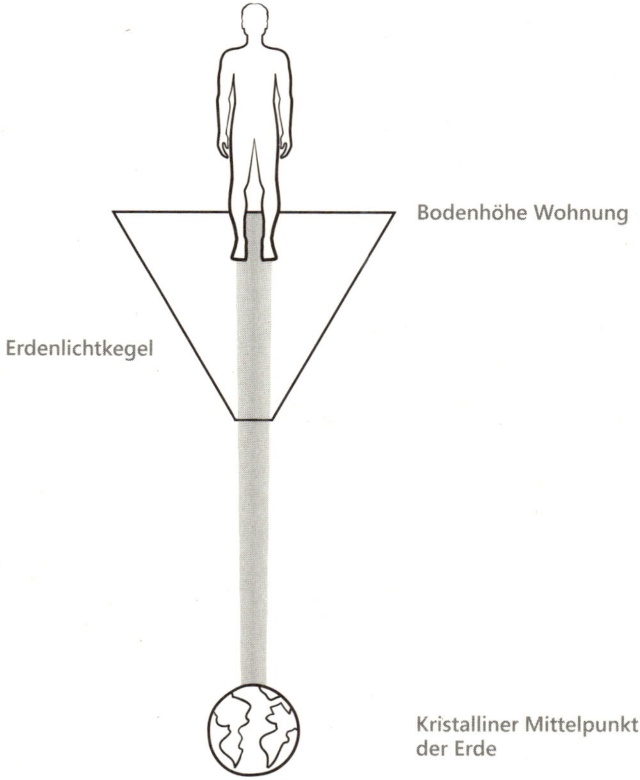

Einen Erdenlichtkegel installieren

- Gib dann folgende Anweisung: »Im Namen von ICH BIN, DAS ICH BIN befehle ich, dass diese Räume und ihre Umgebung von dem Licht der Göttlichen Zentralsonne erfüllt werden mögen. Nur das Göttliche darf Einlass erhalten. Alles, was geringer als göttlich und damit Illusion ist, muss jetzt gehen. Von nun an und für alle Zeiten. So sei es, so sei es, und so ist es.«

Mithilfe dieser Technik kannst du dein Zuhause in kürzester Zeit von negativen Energien befreien und mit der Zeit eine immer angenehmere Atmosphäre des Wohlbefindens schaffen. Das kann sich auch positiv auf deinen Schlaf auswirken. Es empfiehlt sich, diese Übung über ein paar Wochen hinweg etwa zweimal pro Woche zu wiederholen. In dem Maße, wie dein Zuhause zunehmend klarer und reiner wird, brauchst du die Technik nur noch bei Bedarf anzuwenden.

TEIL III

Tägliche Routine für Schutz, Reinigung und Schwingungserhöhung

Weshalb du dich täglich reinigen und schützen solltest, insbesondere wenn du mit vielen Menschen zu tun hast und/oder in Helferberufen arbeitest, habe ich bereits beschrieben. Zusammenfassend kann man sagen, dass du täglich den unterschiedlichsten Menschen, Energien und Schwingungen ausgesetzt bist und davon sicher einiges mit nach Hause nimmst. Negative Energien und Schwingungen anderer Menschen können deine Stimmung erheblich beeinflussen und die Schwingung deines Energiefeldes herabsetzen. Das wirst du sicherlich nicht wollen. Deshalb empfehle ich dir, eine tägliche Routine zu deinem Schutz und zu deiner Reinigung zu entwickeln, ähnlich wie Duschen oder Zähneputzen.

Viele meiner KlientInnen, welche die nachfolgend aufgeführten Übungen kennen, klagen, dass sie diese nicht in ihren Alltag eingebaut bekommen. Das ist überwiegend genau deshalb der Fall, weil sie keine feste Zeit dafür einplanen. Die meisten von uns sind morgens fitter als am Abend, deshalb sollten wichtige Übungen auch nicht zwischendurch gemacht werden, da gehen sie unter, oder am Abend, da bist du oftmals zu müde, sondern am Morgen. Für die nachfolgend vorgestellte Morgenroutine reichen meist 15 Minuten. Diese kannst du dir mit Sicherheit einplanen, ja, auch wenn kleine Kinder da sind. Das haben wir alle schon durch. Es kann sein, dass du dafür 15 Minuten eher aufstehen musst, aber das sollte es dir wert sein, denn du investierst in dich und deine körperliche, psychische und spirituelle Gesundheit.

Überlege dir also, ob du erst mal Zeit zum Wachwerden, vielleicht erst deinen Kaffee, Tee oder eine Dusche brauchst, bevor du mit den Übungen beginnst. Da du dich bei den Übungen konzentrieren musst, solltest du fit sein – vielleicht ist es dann sogar besser, dass du erst frühstückst. So ist es bei mir, ich brauche morgens meine Zeit und mache dementsprechend meine Übungen erst nach dem Frühstück und der Dusche, bevor ich in die Praxis aufbreche.

Es ist also wichtig, dass du dir hier eine feste Zeit setzt! Und diese

Zeit auch einhältst, selbst wenn du verreist bist. Solltest du spüren, dass du trotz einer guten Zeitplanung blockiert bist, dich hinzusetzen und deine Morgenroutine zu machen, dann ist es sehr wahrscheinlich, dass es in dir einen oder mehrere Anteile gibt, die sich dagegenstellen. Es ist dann wichtig herauszufinden, um welchen oder welche Blockadeanteile es sich handelt, und mit diesen zu arbeiten. Die Anleitung dafür findest du in der *Übung* »Identifizieren innerer Anteile« in Teil I. Nun zu den Übungen.

Morgenritual mit Übungsvorschlägen

Suche dir wieder einen Platz in deiner Wohnung, an dem du deine Ruhe hast und ungestört sein kannst. Es sollte für alle Familienmitglieder klar sein, dass du jetzt nicht ansprechbar bist. Vielleicht zündest du dir eine Kerze oder eine Duftlampe an. Machst du das jeden Morgen und/oder Abend, dann ist das gleichsam ein Signal an dein Gehirn, dass nun Besinnung, Innenschau und vielleicht sogar Entspannung kommen. Unser Nervensystem mag Routine, machst du morgens immer wieder die gleichen kleinen Rituale, wie die Kerze anzuzünden oder eine Aura-Soma-Essenz in deine Aura einzufächeln und tief einzuatmen, dann reguliert sich dein Nervensystem schon dabei ein wenig, und du kommst besser in einen entspannteren Zustand und kannst so die Übungen konzentrierter und vertiefter machen. War der Morgen bereits stressig, dann nimm erst einmal zwei bis drei tiefe Atemzüge – atme Entspannung ein, und atme den Stress und deine Alltagsgedanken aus. Sollte das nicht ausreichen, empfehle ich dir folgende kleine Atemübung.

Atemübung für den morgendlichen Einstieg[44]

Ablauf:

- Atme bewusst vier Sekunden lang tief in den Bauch ein, sodass der Bauch dabei ganz dick und rund wird. Halte den Atem nun vier Sekunden lang an. Atme acht Sekunden aus – dein Bauch zieht sich zusammen. Halte den Atem nun wiederum vor dem nächsten Einatmen vier Sekunden an.
- Fahre auf diese Art und Weise bis zu drei Minuten lang fort. Wenn du möchtest, kannst du diese Übung auch bis zu zehn Minuten machen.
- Nimm wahr, wie es dir danach geht.

Nun kannst du mit der eigentlichen Morgenroutine beginnen. Ich schlage dir vor, nachfolgende Übungen zu machen. Sie sind eine gute Grundlage, um in den Tag zu starten.

Erdungsübung[45]

Die Erdungsübung sollte genauso wie die nächste Übung (»Der ›normale‹ Schutzmantel«) zu deiner Morgenroutine gehören. Sie kann im Stehen und Sitzen durchgeführt werden. Die Erdungsübung führt zu mehr Ruhe, Sicherheit und Entspannung, dazu, dass du mehr in deinem Körper bist.

Du kannst die Übung intensivieren, indem du tatsächlich in die Natur gehst und die Übung dort vielleicht sogar mit nackten Füßen auf dem warmen Gras der Wiese oder der Erde machst. Ergänzend kannst du auch bewusst einmal einen großen, starken Baum berühren und dir vorstellen, dass du dieser Baum bist, während du diese Übung durchführst.

Ablauf:

- Setze oder stelle dich bequem hin, die Füße berühren hüftbreit den Boden. Schließe deine Augen.
- Nimm zwei, drei tiefe Atemzüge – mit jedem Einatmen wird dein Bauch ganz dick und rund, mit jedem Ausatmen zieht er sich zusammen. Mit jedem Einatmen wirst du ruhiger und entspannter, und mit jedem Ausatmen lässt du alle Gedanken, allen Stress, alle Gefühle, alles, was so herumschwirrt, einfach los.
- Nimm wahr, wie die Erde oder der Stuhl, auf dem du sitzt, dich wirklich trägt und du ganz und gar loslassen kannst. Stelle dir vor, wie aus deinen Füßen Lichtwurzeln tief, tief in die Erde reichen. Ganz starke, tiefe und gleichzeitig ganz flexible und bewegliche Wurzeln, wie bei einem schönen und starken Baum (vielleicht fällt dir ja ein Lieblingsbaum ein).
- Dann nimm wahr, wie all die nährende, stärkende und wärmende Energie der Erde in deine Lichtwurzeln fließt, von da aus in deine Füße, Waden, Oberschenkel, in Po, Unterleib, Bauch, Brust, Schultern, Rücken, Arme und Hände, Hals und bis hinein in den Kopf – und dich vollständig versorgt.
- Wiederhole diese Suggestion mehrfach. Mache die Übung so lange, wie es für dich angenehm ist. Wenn du genug hast, öffne deine Augen, rekele und strecke dich und komm ganz bewusst wieder im Raum an.

Manchen tut auch folgende Ergänzung gut:

- Stelle dir vor, wie aus dem Bereich unterhalb deines Bauchnabels eine dicke goldene Erdungsschnur wächst: tief, tief in die Erde, bis zu einem vorgestellten kristallinen Mittelpunkt der Erde, und dich dort ganz sicher und fest wie mit einem Ankerhaken verankert. Wiederhole diese Suggestion einmal.

Übung: Der »normale« Schutzmantel

Der Schutzmantel dient dazu, sich vor unangenehmen Einflüssen und negativen Energien von außen zu schützen, sich besser abzugrenzen und sich sicherer zu fühlen. Er ist ebenfalls eine klassische Traumastabilisierungsübung.[46] In diesem Buch soll jedoch der spirituelle Schutz im Vordergrund stehen, denn der Schutzmantel dient ebenso der Unversehrtheit deiner Aura. Wie deine Aura aufgebaut ist, weißt du ja: Gesunde Auragrenzen befinden sich circa 60 – 90 Zentimeter von deinen physischen Grenzen entfernt. Um zu überprüfen, ob deine Auragrenzen an der richtigen Stelle sind und der Schutzmantel somit auch richtig funktionieren kann, machen wir eine kleine Übung.

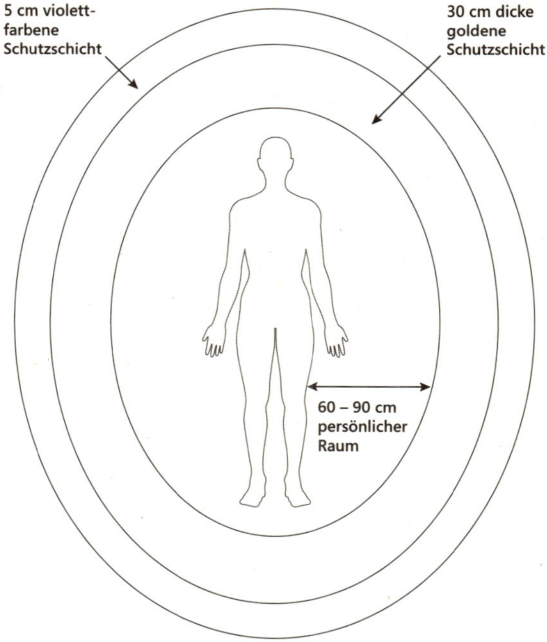

Der »normale« Schutzmantel

Ablauf:

- Strecke einmal deine Arme zu den Seiten und nach vorne aus, um so erst einmal eine Vorstellung von gesunden Auragrenzen zu bekommen. Die gesunde Auragrenze liegt quasi an den Fingerspitzen deiner ausgestreckten Arme. Nun beschränken sich deine Auragrenzen natürlich nicht nur auf die Seiten und nach vorne, sondern verlaufen ebenfalls 60 bis 90 Zentimeter von deinem Rücken nach hinten, genauso wie von den Füßen in den Boden und vom Kopf nach oben. Stelle dir das einmal vor, du wirst bemerken, dass du quasi wie in einem Osterei stehst. Das ist dein persönlicher Raum.
- Visualisiere dann, wie du um deinen persönlichen Raum, um dein »feinenergetisches Ei«, eine 30 Zentimeter dicke goldene Schutzschicht legst. Nimm dir Zeit dafür, es darf nirgendwo ein Leck geben, die goldene Schutzschicht muss geschlossen sein. Denke auch an deinen Rücken und den Bereich deiner Füße!
- Hast du die Arbeit beendet, dann nimmst du dich in einem goldenen »Schutz-Ei« wahr, das dich ganz umschließt. Fühle nun, was das für einen Unterschied macht, wie es dir damit geht.
- Probiere dann, über die goldene Schutzschicht eine fünf Zentimeter dicke violettfarbene Schutzschicht zu legen. Auch diese muss geschlossen sein. Fühle wieder, was sie für dich verändert. Prüfe für dich, ob dir die goldene Schutzschicht reicht oder ob die violettfarbene dazukommen soll. Du solltest dich in jedem Fall sicherer, ruhiger und geschützter fühlen.

Statt des »normalen« Schutzmantels kannst du dich auch mit dem sogenannten arkturianischen Schutzmantel umgeben. Dieser ist noch einmal dichter und hält mehr ab. Ich schlage dir vor, beide Schutzmäntel auszuprobieren und wahrzunehmen, mit welchem du dich besser und geschützter fühlst.

Übung: Der arkturianische Schutzmantel

Der arkturianische Schutzmantel wird, wie der Name schon sagt, von den Arkturianern gesetzt, einer lichtvollen Sternenrasse. Im Kapitel »Lichtvolle Helfer« am Ende von Teil I findest du mehr über sie. Der arkturianische Schutzmantel ist sehr stark und schützt nicht nur vor negativen Energien, sondern ebenfalls vor ungesunden elektromagnetischen Frequenzen. Du installierst ihn folgendermaßen.

Ablauf:

- Gib wieder dreimal laut die Anweisung: »Ich rufe die arkturianischen Boten des Lichts herbei.«
- Sage dann: »Bitte installiert den arkturianischen Schutzmantel um meinen Körper und mein Aurafeld.«
- Visualisiere, wie sich der Mantel mit seiner dunkelblauen Farbe vollständig um deine Aura legt. Vergiss den Bereich über deinem Kopf und unter deinen Füßen nicht! Die Arkturianer bauen den Schutzmantel auch ohne Visualisierung auf. Häufig spürst du seine Wirkung infolge der Visualisierung jedoch besser.
- Nimm nun wahr, wie du dich fühlst – sicherer, geborgener oder geschützter?

Da der arkturianische Schutzmantel sehr dicht ist und dementsprechend wirklich viel weghalten kann, solltest du nachspüren, ob er dir nicht *zu* dicht ist. Wenn dies zutrifft, kannst du ihn modifizieren, indem du zum Beispiel Gold mit einwebst oder die Arkturianer bittest, das Gewebe des Mantels etwas zu lichten. Ich habe festgestellt, dass sich durch die Dichte des Mantels meine Hellsichtigkeit einschränkt, und bitte deshalb die Arkturianer immer als Zusatz: »Bitte modifiziert den arkturianischen Schutzmantel so, dass ich zu 100 Prozent hellsichtig, -hörig und -fühlig bin.«

Die Lichtkegel der Sternenrassen

Ich setze Lichtkegel häufig dann in meiner Praxis ein, wenn KlientInnen energetisch wirklich sehr verschmutzt sind und das offensichtlich ist. Ich habe die allerbesten Erfahrungen damit gemacht, was die Klärung und Reinigung sowie die Schwingungserhöhung des Energiefeldes anbelangt.

So erinnere ich mich an einen alten Klienten, der nach langer Therapiepause mal wieder zu mir kam. Es ging ihm sehr schlecht, und sein Energiefeld war in einen erbarmungswürdigen Zustand. Er wusste darum. Scheinbar hing das mit seinem Wohnraum zusammen. Er hatte hier schon alles Mögliche versucht und etliche HeilerInnen angesetzt, welche die Wohnatmosphäre energetisch verbessern sollten – ohne Erfolg. Ich gab ihm als Hausaufgabe auf, täglich die hier vorgestellten Kegel über sich und seinen Wohnraum zu setzen und diese wirken zu lassen. Er arbeitete zu Hause sehr konsequent damit. Beim nächsten Termin war er in einem deutlich besseren Zustand, was ich sofort sah und er auch direkt spürte.

Übung: Der blaue Lichtkegel der Arkturianer

Der blaue Lichtkegel wird von der Sternenrasse der Arkturianer gesetzt. Er arbeitet auf mehreren Ebenen, so vertieft er einmal die Erfahrung, einen physischen Körper zu haben. Dann schleust er Energien ein, um den Menschen zu helfen, sich persönlich und spirituell weiterzuentwickeln und ihre Aufgaben im Hier und Jetzt zu bewältigen. Der blaue Lichtkegel löst dunkle Energiefelder auf, genauso wie psychische Knoten, emotionale Löcher und Gedankenformen, und schleust passende Frequenzen zur Heilung ein. Darüber hinaus verbindet er mit dem höheren Selbst. Durch das Hereinbringen von höheren Lichtfrequenzen füllt er energetische Löcher in der Aura auf und führt zu einem Wohlgefühl in sich selbst. Du fühlst dich dann in dir heimischer. Du solltest ihn am Beginn deines Tages setzen, gern auch bevor du ins Bett gehst, ebenso wie nach Bedarf. Du installierst ihn folgendermaßen.

Ablauf:

- Sprich dreimal laut folgende Invokation aus: »Ich rufe die arkturianischen Boten des Lichts herbei.«
- Sage dann: »Bitte installiert den blauen Lichtkegel über mir.« (Wahlweise: »... über mir und meinem Raum.«)
- Nimm dir, wenn du magst, einen Moment Zeit, die Wirkung des Lichtkegels zu erfahren. Er arbeitet jedoch auch mit dir, wenn du keine Zeit zum Nachspüren hast.

Übung: Der interdimensionale Lichtkegel der Plejadier

Der interdimensionale Lichtkegel der Plejadier[47] (siehe das Kapitel »Lichtvolle Helfer« in Teil I) sorgt für Klärung und die göttliche Achsausrichtung. Er dient dazu, negative Energien und Wesenheiten aus dem Aurafeld zu ziehen. Der Lichtkegel verwandelt negative in neutrale Energien um oder bringt sie zu dem Ausgangspunkt zurück, von dem sie stammen. Du installierst ihn folgendermaßen.

Ablauf:

- Sage dreimal laut: »Ich rufe die plejadischen Boten des Lichts herbei!«
- Sprich dann: »Bitte installiert den interdimensionalen Lichtkegel zur Klärung und göttlichen Achsausrichtung über mir.« (Wahlweise: »... über mir und meinem Raum.«)
- Nimm dir nun Zeit, die Wirkweise des Lichtkegels zu spüren.

Du kannst all diese Übungen beliebig kombinieren und sie immer wieder dann machen, wenn dir danach ist, zum Beispiel auch wenn du ins Bett gehst.

Abendritual mit Übungsvorschlägen

Nimm dir am Ende deines Tages etwas Zeit, um zur Ruhe und zu dir selbst zu kommen. Du bist nun bereit für dein Abendritual. Vielleicht sitzt du auf deinem Meditationsplatz, vielleicht einfach nur auf der Couch. Wenn du magst, zünde eine Kerze an, eine Duftlampe oder Ähnliches. Gib deinem Nervensystem durch deine kleinen regelmäßigen Rituale wieder den Impuls, dass es sich entspannen kann.

Für den Abend schlage ich dir neben den bereits genannten »Lichtkegeln der Sternenrassen« folgende Übungen vor.

Übung: Die Sonnendusche

Die »Sonnendusche« ist eine Reinigungsübung. Du kannst sie sehr gut am Abend machen oder wenn du tatsächlich unter der Dusche stehst. Sie hilft dir, all das wieder loszulassen, was du nicht gern bei dir haben willst, vielleicht sogar von anderen aufgenommen hast. Sie hilft dir immer dann, wenn du dich energetisch verschmutzt fühlst.

Ablauf:

- Visualisiere eine strahlend helle Sonne, eine Handbreit über deinem Kopf. Lasse sie strahlen und leuchten, so hell und schön, wie es geht. Dann visualisiere, wie aus der Sonne strahlend helle und leuchtende Reinigungstropfen in deinen Körper fließen, und stelle dir vor, wie diese Tropfen alles Negative, das du am Tag aufgenommen hast, einfach herauswaschen.

- Unterstütze das mit deiner Atmung! Mit jedem Einatmen atmest du aus der Sonne die reinigenden Tropfen in deinen Körper, bis hin zu deinen Füßen, mit jedem Ausatmen lässt du alles aus den Füßen abfließen, das sich löst. Dabei kannst du dir vorstellen, dass alles Negative, sobald es in die Erde fließt, sich in Licht und Liebe verwandelt.
- Alternativ kannst du dir auch einen Wasserfall aus kristallklarem Wasser vorstellen.
- Lasse dich von den Sonnentropfen so lange reinigen und durchfließen, bis du dich energetisch ganz sauber und durchgespült fühlst.

Übung: Kleines Dankbarkeitsritual

Dankbarkeit wirkt sich positiv auf unsere Gesundheit, unser Wohlbefinden, unsere Zufriedenheit und unsere Beziehungen aus. Laut Studienergebnissen wird durch aktive Dankbarkeit unser Hypothalamus beeinflusst, also der Teil des Gehirns, der auch für unseren Schlaf und unsere Stressresistenz verantwortlich ist. Fühlen wir Dankbarkeit, dann wird der Neurotransmitter Dopamin ausgeschüttet. Dopamin ist als Glückshormon bekannt.[48] Dieses Wissen sollten wir nutzen!

Darüber hinaus ist es so, dass Dankbarkeit eine hohe Schwingung hat (siehe die Tabelle »Skala des Bewusstseins« [nach Hawkins, ab Seite 55]) und dementsprechend auch noch mehr positive Situationen ins Leben ziehen kann. Das wäre dann der spirituelle Aspekt der Übung. Du kannst also sehen, welche positiven Effekte diese Übung hat und warum ich sie dir ans Herz lege.

Ablauf:

- Lasse den sich dem Ende zuneigenden Tag einmal Revue passieren, und frage dich, wofür du dankbar bist. Das kann dein Partner sein, das leckere Mittagessen beim Italiener, der Gesang der Vögel auf deinem Balkon, das Lächeln eines fremden Menschen auf der Straße, ein neues Buch, dein Abendspaziergang und vieles mehr. Du merkst schon, es geht nicht um die großen Dinge, sondern die vielen schönen kleinen Glücksmomente im Alltag, die du vielleicht übersiehst.
- Finde so viele Dinge wie möglich, mindestens drei, für die du dankbar bist, und schreibe sie auf. Du wirst erstaunt sein, wie viel dir einfällt. Ich komme bei der Übung oft auf zehn oder mehr Dinge, für die ich dankbar bin. Vor der Übung war mir das allerdings nicht bewusst! Warum? Wir sind einfach zu oft auf das Negative und Schwere in unserem Leben konzentriert und übersehen die Vielzahl kleiner und schöner Sachen in unserem Leben. Das, worauf du deinen Fokus richtest, wächst, also richte deinen Fokus auf Dankbarkeit und lasse sie wachsen wie eine schöne Pflanze.
- Nutze dazu gern das hier abgebildete Dankbarkeitsblatt und kopiere es. Vielleicht sammelst du die Blätter und heftest sie zusammen, so hast du nach mehreren Wochen ein regelrechtes »Dankbarkeitstagebuch«, das dir beim Durchblättern zeigt, wie viele schöne Dinge es in deinem Leben gibt, für die du dankbar sein kannst.
- Spüre deine Dankbarkeit und dehne sie aus, wobei du tief ein- und ausatmen kannst. Bemerke, wie sich deine Wahrnehmung deiner selbst und deines Lebens ändert. Genieße es!

Ich bin heute dankbar für:

Am Ende deines Dankbarkeitsrituals kannst du, wenn du magst, noch mit folgenden vier Sätzen arbeiten. Am besten sprichst du sie laut aus und spürst, was sie in dir auslösen. Du kannst sie auch einklopfen (siehe die Übung »Positive Glaubenssätze kreieren und verankern). Mich rühren sie zu Tränen, und ich spüre sie tief in meinem Herzen. Vielleicht geht es dir auch so! Ich habe sie von dem großartigen Sänger, Autor und Speaker SEOM, dessen Songs ich dir wärmstens ans Herz lege, denn sie sind voller Liebe und Weisheit, so wie die nachfolgenden Worte:

Das Leben liebt mich. Ich liebe mich, weil ich bin,
wie ich bin. Das gesamte Universum steht hinter mir.
Ich kann sein, was auch immer ich sein will.«[49]

Übung: Ich atme Liebe ein

Die folgende Übung kann dir helfen, dich in einen liebevolleren und entspannteren Zustand zu versetzen. Zusätzlich dazu kannst du einen Menschen, der dir wichtig ist und der es vielleicht gerade gut gebrauchen kann, ebenfalls Liebe schicken. Die gute Nachricht ist: Diese Liebe kommt bei dem anderen an, selbst wenn du gar nicht großartig Liebe spürst. Allein die Intention reicht! Das wollen wir jetzt einmal zusammen machen.

Ablauf:

- Achte wieder darauf, dass du in einem entspannten Zustand bist.
- Sage dir nun innerlich: »Ich atme die Liebe Gottes/aus dem Universum in mein Herz hinein, und ich atme Liebe aus. Ich verströme die Liebe mit jedem Einatmen in meinen ganzen Körper und in jede einzelne Zelle. Ich erfülle so meinen gesamten Körper und meine Aura mit Liebe. Ich atme Liebe in die Welt aus und erfülle

alle Menschen und Wesen mit dieser Liebe.« Wenn du magst, kannst du auch die ganze Erde mit deiner Liebe umhüllen.

- Bist du nun vollkommen in Liebe eingetaucht, fühlst du dich weich, liebevoll und wohl, dann kannst du diese Liebe in Gedanken auch bewusst einem anderen Menschen schicken – deinem Partner, einem Freund, deinem Kind, einem Arbeitskollegen und so weiter. Schicke deine Liebe einem Menschen, der sie jetzt gut gebrauchen kann, vielleicht, weil es ihm gerade nicht so gut geht. Viel Freude beim Ausprobieren!

Wichtig: Du willst mit deiner Liebe nichts erreichen, nicht manipulieren, sondern du schickst bedingungslose Liebe, also Liebe, die nichts will, außer dem anderen gutzutun. Und denke daran, dass allein deine Intention reicht, schon damit kommt energetisch Liebesenergie beim anderen an.

- Nimm wahr, was du jetzt spürst. Was hat sich in deinem Erleben und deinem Fühlen verändert?

Tipps und eine Übung zur Schwingungserhöhung

Letztendlich sind alle gerade vorgestellten Übungen der Liebe, Dankbarkeit, zur Reinigung und zum Schutz wie teilweise schon angedeutet gleichzeitig auch Übungen zur Schwingungserhöhung. Denn es ist ja klar: Sobald ich mich energetisch reinige, meine Liebe ausdehne oder dankbar bin, steigt automatisch meine Schwingung. Wenn du willst, schau dir noch einmal die Tabelle »Skala des Bewusstseins« (nach Hawkins, ab Seite 55) an. Darin ist deutlich sichtbar, dass es erstrebenswert ist, in der eigenen Entwicklung über 200 Hertz zu kommen. Alles, was darunterliegt, ist von Anspannung, Drama, Belastung, Kampf, Angst und Ähnlichem bestimmt. Dort will sicher keiner von uns bleiben. Denn die eigene Schwingung – du weißt ja, dass das gesamte Universum aus Schwingung besteht – zieht wiederum im Außen bestimmte Schwingungen und damit Ereignisse an. Ist deine Schwingung niedrig, dann kann sich das auch in schwierigen äußeren Lebensumständen zeigen.

Natürlich ist an dieser Stelle gegebenenfalls auch eine Psycho- und Traumatherapie sinnvoll, denn diese heilt die Ursachen für deine Muster und Traumata und führt damit ebenfalls zu einer höheren Schwingung. Trotzdem kannst du dich unterstützen, schneller in eine höhere Frequenz zu gelangen, indem du bestimmte Dinge berücksichtigst. Ich gebe dir nachfolgend einige Tipps und eine Übung, die direkt deine Schwingung erhöhen. Du wirst den Unterschied bemerken – in einer veränderten, positiveren Wahrnehmung und Stimmung deiner selbst und auch im Außen können sich für dich schönere Dinge zeigen. So hat der Erfolg meines zweiten Buches, neben den sehr guten Inhalten, maßgeblich mit einer generellen Schwingungserhöhung meinerseits zu tun. Mein Buch spiegelt selbst jetzt noch wider, wo ich mich gerade energetisch befinde. Darüber hinaus erreichst du bestimmte Seinszustände, wie das Erfahren von Stille, Frieden und bedingungsloser Liebe, erst ab einer bestimmten Schwingung. So liegt wohl die dauerhafte Erfahrung von bedingungsloser Liebe bei 540 Hertz und von Stille und Frieden bei 600 Hertz.

Hier nun meine Tipps zur Schwingungserhöhung:

- *Beten:* Sprich ein einfaches Gebet. Das kann das Vaterunser oder eines aus deiner spirituellen Tradition sein.
- *Mantren singen und tönen:* Mantren sind heilige Silben mit einer bestimmten Bedeutung wie die kleine Silbe OM aus dem Sanskrit, welche die höchste Gottesvorstellung bezeichnet. OM wird nachgesagt, dass es heilend und befreiend für den Körper und das gesamte Energiesystem ist. Wunderbare Mantren findest du zum Beispiel bei den fantastischen Musikern Deva Premal und Miten.
- *Meditieren:* In der Meditation geht es ja vor allem darum, geistig »leer« zu werden, ganz und gar im Hier und Jetzt zu sein, seine Körperempfindungen und seinen Atem zu spüren, ganz ohne Gedanken. Gelingt das, sind auch keine negativen Gedanken mehr präsent, damit erhöht sich automatisch die eigene Schwingung.
- *Singen:* Dass Singen wie ein Antidepressivum wirkt und Glückshormone ausschüttet, ist weithin bekannt, besonders wenn zusammen in einer Gruppe gesungen wird.
- *Positive, hochschwingende Musik hören oder selbst Musik machen,* denn Klänge sind ja ebenfalls Schwingungen …
- *Sich in der Natur, an Seen oder am Meer aufhalten:* Du kannst dich mit den Elementen Erde und Wasser bewusst verbinden, indem du einen Baum umarmst, das Grün des Waldes einatmest oder im See badest. Aber selbst wenn du nur am Meer oder See stehst, kannst du darum bitten, dass das Wasser dich reinigt. Am Meer kommt noch die reinigende Salzluft hinzu.
- *Sich mit Menschen umgeben, die hoch schwingen, oder an hochschwingende Orte gehen:* Es gibt Kraftorte, die eine besonders gute und heilende Energie haben. Wenn du vielleicht schon einmal bei einem aufgewachten spirituellen Lehrer warst, dann weißt du, was allein die Schwingung beziehungsweise Energie dieses Lehrers bei dir Positives auslöst. Gehe ich zum Beispiel zu Satsangs (geistigen

Unterweisungen) spiritueller Lehrer, dann bin ich hinterher immer in einer anderen Schwingung, voller Liebe und Stille. Sei aufmerksam, mit welchen Menschen du dich umgibst. Solche, die immer nur negativ sind und nicht an sich arbeiten, solltest du meiden; denn sie beeinflussen deine Eigenschwingung negativ.

- *Auf gute Nahrung achten:* Auch Nahrung ist Schwingung. Du kannst hier ebenfalls bewusst sein und zum Beispiel verarbeitete Fertigprodukte oder zu viel Süßes oder Alkohol meiden.
- *Sport treiben:* Eine angemessene sportliche Betätigung erhöht ebenfalls die Schwingung. Sie bringt Bewegung in dein System, und du fühlst dich besser, weil dir dein Training Spaß macht. So gehe ich zum Beispiel zum Schwimmtraining; und egal, wie schlecht gelaunt oder wie ausgelaugt ich vorher war, danach fühle ich mich immer gut, habe eine bessere Energie und empfinde mich als geklärt und gereinigt.
- *Positive Farben nutzen:* Mir wird immer ganz anders, wenn neue Klienten kommen, die spürbar niedrig schwingen und dann noch komplett in Schwarz angezogen sind. Meide es, diese »Farbe« täglich zu tragen, sie senkt nachweislich deine Schwingung! Natürlich ist nichts dagegen zu sagen, mal das kleine Schwarze aus dem Schrank zu holen, für einen besonders schönen Abend. Aber ich kenne Menschen, die laufen in schwarzen Klamotten und mit Totenkopfsymbolen rum – und ja, leider macht das was. Jedes Tattoo hat eine Wirkung auf deine Schwingung, deshalb wähle hier weise!
- *Kristalle nutzen:* Kristalle wie der Bergkristall, der Amethyst oder andere können deine Schwingung nachweislich verbessern, wenn du sie in deiner Nähe platzierst.

Übung: Die Verbindung zur Göttlichen Zentralsonne und zur Plasmasonne der Erde

Doch kommen wir nun zu einer konkreten Übung, die deine Schwingung deutlich erhöhen kann. »Die Verbindung zur Göttlichen Zentralsonne und zur Plasmasonne der Erde« ist eine wunderbare Übung, die bei meinen Klienten immer wieder für viel positive Resonanz sorgt. Ich habe es bei der »Ahnenheilung« schon angesprochen: Die Göttliche Zentralsonne steht für den energetischen Ausdruck von Gott/Göttin. Die Plasmasonne der Erde kannst du dir als kristalline strahlende Sonne im Mittelpunkt der Erde vorstellen, wie eine Energiequelle, die durch die ganze Erde strahlt und diese belebt. Doch nun zur Übung.

Ablauf:

- Nimm wieder eine bequeme Sitzhaltung ein, erde dich, komme zur Ruhe, nimm vielleicht auch wieder drei bis vier tiefe Atemzüge. Du atmest Ruhe und Entspannung ein und all deinen Stress und deine Gedanken aus.
- Stelle dir vor, wie du mit deiner Aufmerksamkeit vom Kronenchakra aus weit, weit hoch in den Himmel fährst bis zu unserer Sonne, von dieser reist du weiter bis zur Zentralsonne der Galaxis und noch viel weiter bis zur Göttlichen Zentralsonne. Du bist angekommen, wenn du bemerkst, dass es nun nicht mehr weitergeht und du ein strahlend helles, gleißendes, weißgoldenes Licht siehst. Eine strahlend weißgoldene, gleißende Sonne. Das ist die Göttliche Zentralsonne. Mit dieser Sonne verbindest du dich. Und selbst wenn du die Göttliche Zentralsonne nicht gut wahrnimmst, reicht es aus: Mit der Aussage »Ich verbinde mich jetzt mit der Göttlichen Zentralsonne« ist die Verbindung hergestellt.
- Du kannst dir vorstellen, dass du mit jedem Einatmen das weißgoldene Licht der Göttlichen Zentralsonne herunterholst und in dein

Kronenchakra einatmest, bis in dein Herz hinein; und mit jedem Ausatmen verteilst du das Licht der Göttlichen Zentralsonne aus deinem Herzen in deinem Körper und in deiner Aura.

- Mache dies eine Zeit lang, bis du ganz und gar vom Licht der Göttlichen Zentralsonne erfüllt bist. Spüre den Effekt. Was macht das mit dir, wie fühlt sich das an?
- Stelle dir nun vor, wie du mit deiner Aufmerksamkeit tief, tief in die Erde gehst, bis zu einer vorgestellten Plasmasonne der Erde. Auch hier gibst du wieder die Anweisung: »Ich verbinde mich jetzt mit der Plasmasonne der Erde.« Ziehe nun mit jedem Einatmen die Energie der Plasmasonne der Erde hoch – durch dein Wurzelchakra bis in dein Herz. Mit jedem Ausatmen verteilst du die Energie der Plasmasonne der Erde aus deinem Herzen in deinem Körper und in deiner Aura. Tue dies eine Zeit lang, bis du ganz und gar von dem Licht der Göttlichen Zentralsonne erfüllt bist, spüre den Effekt. Was macht das mit dir, wie fühlt sich das an?
- Fange nun an, abwechselnd das Licht aus der Göttlichen Zentralsonne im Wechsel mit der Plasmasonne der Erde in dich einzuatmen. Mit jedem Einatmen verbindest du dich mit der Göttlichen Zentralsonne und atmest ihr Licht durch dein Kronenchakra bis in dein Herz hinein. Mit jedem Ausatmen verteilst du das Licht aus deinem Herzen in deinem Körper und deinem Aurafeld und, wenn du magst, sogar bis über die Auragrenzen hinaus in die Welt hinein. Danach verbindest du dich mit dem Einatmen mit der Plasmasonne der Erde und atmest die Energie der Plasmasonne der Erde durch dein Wurzelchakra bis in dein Herz hinein. Mit jedem Ausatmen dehnst du dieses Licht wieder in deinem Körper und deinem Aurafeld aus und vielleicht sogar bis in die Welt hinein.
- Mache diesen Wechsel wieder eine Zeit lang und spüre, wie es sich anfühlt.

Wenn du merkst, dass du mit deinem Atem nicht auskommst, kannst du auch zwischendurch atmen, zum Beispiel könntest du mit dem Einatmen bis zur Göttlichen Zentralsonne gehen und mit dem Ausatmen das Licht der Göttlichen Zentralsonne herunterziehen, in dein Herz, und mit dem Einatmen das Licht in deinem Herzen verstärken und mit dem Ausatmen in deinen Körper und deine Aura ausdehnen. Sei hier kreativ und verändere die Übung so, dass es sich vom Atemrhythmus her für dich stimmig anfühlt!

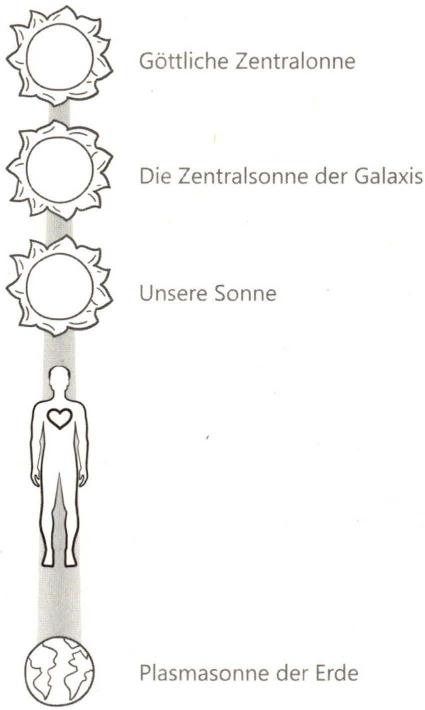

Sich mit der Göttlichen Zentralsonne und der Plasmasonne der Erde verbinden

Du kannst übrigens auch dein Business, ein Buch, ein bestimmtes Projekt oder dein Zuhause mit der Göttlichen Zentralsonne verbinden, so die Schwingung dieser Dinge erhöhen und auf diese Weise für ein besseres Klima oder sogar einen größeren Erfolg sorgen.

TEIL IV

Dein Herz heilt!

Mit diesem letzten Teil des Buches betrete auch ich Neuland. Er wurde mir während einer Meditation als Auftrag durchgegeben. Und so sitze ich hier aufgeregt und kann nur dem vertrauen, was durch mich durchkommt.

Warum die bewusste Heilung des Herzens die Heilung von Trauma unterstützt

Mir wird Folgendes gezeigt: Das Herz ist ein zentraler Ort, sowohl was die energetische Struktur anbelangt als auch für eine endgültige Heilung. Ist das Herz verschlossen, kann es zu keiner vollständigen Heilung kommen. Es speichert vieles ab, viele Traumata, viele Erinnerungen, viele alte Ereignisse, selbst aus vergangenen Leben. Deshalb ist es so wichtig, mit dem Herzen zu arbeiten. Und das ist völlig neu für mich: Eine Heilung ohne Einbeziehung des Herzens kann nur unvollständig sein, auch wenn sie schon vieles bewirkt. So die Durchgabe. Deshalb ist es so wichtig, das Herz zu heilen, und deshalb dieser Titel.

Mir wird bildhaft Folgendes in meinem eigenen Herzen gezeigt: Beginne ich, mit meiner Aufmerksamkeit in mein Herz zu gehen, sehe ich dunkle Kammern. Hier sind noch einige Emotionen und Traumata gespeichert. Wenn ich weitergehe, tiefer in mein Herz hinein, sehe und spüre ich, dass sich etwas ändert, dass ein helles Licht auftaucht, welches ich noch nicht wirklich kenne. Dieses Licht ist unabänderlich, es ist unverletzlich, es ist nicht zerstörbar, und es ist ewig. Es überdauert Leben für Leben, und man kann es mit dem Begriff »Seele« gleichsetzen. Dieses Licht stirbt nie, sondern geht nach dem Tod des menschlichen Körpers weiter. Es geht in die himmlischen Sphären ein und vereint sich dort mit der eigenen Gesamtseele, um dann wieder zu inkarnieren. Dieses Licht ist unendlich und unverletzbar.

Es ist wichtig, dass ich und meine KlientInnen zu diesem Licht vordringen, es spüren und wahrnehmen, insbesondere die Unverletzbarkeit, und es in die vorderen Herzbereiche ausdehnen, in denen Traumata und Ereignisse abgespeichert sind. Denn dieses Licht kann zumindest im Herzbereich diese Ereignisse und Traumata auflösen, vielleicht zeigen sich Bilder, vielleicht kommt ein Kummer, vielleicht kommen Tränen und Traurigkeit. Doch dieses Licht, so ich den Fokus halte, ist in der Lage, das Herz vollständig zu heilen. Es genügt, das Seelenlicht zu spüren, es zu visualisieren und auszudehnen. Dies ist eine der zentralen Übungen, die getan werden sollten.

Die Seele als solche ist unverletzbar. Die Seelenpräsenz ist im Herzen. Es gibt tatsächlich Anteile, die abgespalten werden können, auch aus verschiedenen Leben, die einem dann nicht mehr zur Verfügung stehen. Hier spricht man oft von abgespaltenen Seelenanteilen. Wie geht das zusammen – wenn doch die Seele unverletzbar ist?

Hier wird mir gezeigt: Die Seele ist im Herzen heil, es können nur Teile des Emotionalkörpers abgespalten sein. Die Seele aber bleibt im Herzen heil, sie kann sich nur etwas zurückziehen. Wenn also davon gesprochen wird, Seelenanteile zurückzuholen, dann ist das begrifflich nicht korrekt, denn es werden eigentlich Aspekte des Emotionalkörpers zurückgeholt, so die Aussage. Die Seele selbst durchdringt alle ätherischen Körper. Es nimmt der Seele die Ganzheitlichkeit des Ausdrucks, wenn Teile des Emotionalkörpers abgespalten werden. Der Emotionalkörper geht nach dem Tod mit auf die astrale Ebene.

In der normalen Traumatherapie, so wie ich sie in den vielen Ausbildungen gelernt habe, wird das Herz meist nicht berücksichtigt. Im Somatic Experiencing oder EMDR[50] spielt das Herz nur dann eine Rolle, wenn der Herzschlag hochgeht, das Herz stolpert oder schwer wird. Geht der Herzschlag hoch, weiß ich als Traumatherapeutin:

Aha, hier haben wir eine Übererregung, die vom sympathischen Zweig des Nervensystems hervorgerufen wird. Der Klient bleibt dann dabei, diese Übererregung zu spüren, und wir folgen zusammen der roten Spur, die der Körper nun aufzeigt: Entweder kommt es zu einer Entladung wie einem tieferen Atemzug, und der Herzschlag wird wieder langsamer, oder das Herz bereitet den restlichen Körper auf Kampf oder Flucht vor. Führe ich die entsprechenden auftretenden Körperimpulse aus, dann reguliert sich der Herzschlag ebenfalls herunter.

Es gibt natürlich noch weitere Reaktionsmöglichkeiten. Fakt ist jedoch, dass das Herz nur auf der neurobiologischen Ebene eine Rolle spielt und sonst keine wirkliche Relevanz hat. Demnach komme ich hier nicht an die Informationen, Emotionen und Ereignisse heran, die in diesem lebenswichtigen Organ gespeichert sind. Ich bleibe also, was das Herz anbelangt, an der Oberfläche, auch wenn die sonstige neurobiologisch orientierte Traumatherapie absolut richtig und wirksam ist. Ein wesentlicher Aspekt des Menschseins und der Heilung wird hier aber nicht berücksichtigt. Mir wird sogar folgende Aussage gegeben, die mich sehr erstaunt und auch verunsichert: »Deine KlientInnen können nicht glücklich und zufrieden in ihrem Leben werden, wenn nicht auch das Herz mit einbezogen wird. Es ist ein wesentlicher Schlüssel.«

Die Herzheilung ist nicht sofort mit jedem möglich, es kann sein, dass vorgeschaltet erst einmal eine normale Traumatherapie benötigt wird, bevor ein Mensch dazu in der Lage ist. Es scheint so zu sein, dass eine gewisse Stabilität und Grundschwingung vorhanden sein muss, eine gewisse Traumaverarbeitung (wenn ein Trauma vorliegt) muss stattgefunden haben, bis es ans Herz gehen kann. Insofern muss die Herzheilung erst in der Mitte oder am Ende der Traumaheilung stehen. Anders, wenn es um Menschen geht, die recht stabil und sehr selbsterfahren sind, dann kann der Prozess auch am Anfang der Therapie starten.

Entsprechend dieser Infos möchte ich dich einladen, eine völlig neue Übung zur Herzheilung mit mir zu machen. Probiere sie aus, und gehe so weit, wie es sich für dich gut anfühlt. Du darfst weinen, du darfst Kummer spüren, vielleicht zeigen sich auch alte Erinnerungen, aber du solltest dabei stabil sein und dich nicht überwältigen lassen. Der Fokus liegt auf deiner Herzheilung! Sollte es noch zu früh für diese Übung sein, und ich bin sicher, du spürst das, dann wähle andere Übungen aus diesem Buchteil für dich aus.

Übung: Zur Herzheilung

Ich habe die Übung als Audiodatei für dich aufgenommen. Ich empfehle dir, diese zu nutzen, denn du fühlst dich damit mehr getragen, gehalten und kommst tiefer in die Übung hinein. Du findest sie hier:

https://www.christine-seidel.com/audio

Ablauf:

- Suche dir wieder einen ruhigen Platz, erde dich, zentriere dich und reguliere dich mit den bekannten Möglichkeiten herunter, sodass du ganz ruhig und präsent für die Übung bist.
- Nimm dir Zeit, um mit deiner Aufmerksamkeit in den vorderen Bereich deines Herzens zu gehen. Nimm dort wahr, wie dieser vordere Bereich deines Herzens aussieht – gibt es ein Bild, eine Farbe? Wie sieht es dort für dich aus? Du bist gerade in dem Bereich deines Herzens, der Traumata, Erinnerungen, Emotionen und Informationen abspeichert.
- Verweile dort nicht, sondern gehe weiter, noch tiefer in dein Herz hinein, bis du dein strahlend helles Seelenlicht erblickst oder fühlst. Nimm dir hier Zeit zu spüren, wie sich dieses unverletzliche, unabänderliche, ewige Seelenlicht anfühlt.
- Und so atmest du mit jedem Einatmen in dein Seelenlicht hinein.

Mit jedem Ausatmen stellst du dir vor, wie du dein Seelenlicht in die vorderen Bereiche deines Herzens ausdehnst, den Bereich, der deine Emotionen, Erinnerungen und Traumata beherbergt. Und du nimmst wahr, wie dein Seelenlicht diese Traumata, Erinnerungen und Emotionen, alles, was sich zeigt, auflöst.

- Nimm dir mindestens zehn Minuten Zeit für diese Übung.
- Eruiere am Schluss: Wie geht es dir? Was hat sich verändert? Wie fühlst du dich? Wie ist deine Stimmung? Toll wäre es, wenn du die Übung täglich einmal über einen Zeitraum von zwei Wochen machst, um dann bewusst zu spüren, ob es einen Unterschied zu deinem vorherigen Zustand gibt. Vielleicht notierst du dir täglich, wie es dir nach der Übung und in den zwei Wochen insgesamt geht.

Da diese Übung auch für mich völlig neu ist, habe ich sie verschiedenen aktuellen und ehemaligen KlientInnen vorgestellt, mit ganz unterschiedlichen Ausgangspunkten, was ihre Heilung, ihre Symptomatik und Stabilität anbelangt. Gemeinsam ist ihnen nur, dass sie alle komplex traumatisiert sind. Ich wollte wissen, welche Erfahrungen sie mit der Übung machen, was sie erleben und was sich konkret in ihrem Fühlen und Sein verändert. Hier sind die beeindruckenden Ergebnisse.

Bahnbrechende Erfahrungsberichte meiner KlientInnen mit der Übung zur Herzheilung

Wenn ich ehrlich sein soll – mich haben die Feedbacks meiner KlientInnen überwältigt, schließlich bin ich meine größte Skeptikerin, und kluge und erfahrene TraumaklientInnen sind das eben auch, weil sie genau wissen, was funktioniert (und wie sich das anfühlt) und was nicht. Ich hatte ja schon erwähnt, dass man ihnen nichts vormachen kann. Alle KlientInnen haben die Übung während meiner Schreibpause gemacht. Damit war auch bei den aktuellen KlientInnen ausgeschlossen, dass sie sich durch die Traumatherapie in irgendeiner Form besser fühlen könnten, denn sie hatten damit auch Therapiepause. Angesetzt waren täglich zehn Minuten für zwei Wochen. Sämtliche Resultate haben also ausschließlich mit dem Durchführen der Übung zur Herzheilung zu tun. Ich freue mich sehr, denn es gab ausschließlich positive Rückmeldungen! Die TeilnehmerInnen fühlten sich nach den vierzehn Tagen ...

- lebendiger,
- mehr mit sich und der Welt verbunden,
- gelassener und furchtloser,
- entspannter und leichter,
- präsenter im Hier und Jetzt und
- mehr in ihrem Körper.

Außerdem:

- Die Sorgen waren weg, und der Kopf war frei.
- Das Herz fühlte sich offener an
- Es ging und geht ihnen viel besser.
- Die Mauer im vorderen Herzbereich wurde durchlässiger oder löste sich gar auf.
- Die Übung wurde als effektiv empfunden.

Um das Ganze plastischer zu machen, habe ich im Folgenden bewusst drei ausgesuchte, teilweise sehr detaillierte KlientInnenberichte aufgenommen. Du wirst erstaunt sein! Wichtig: Dennoch scheint das, was während der Übung passiert, sehr unterschiedlich zu sein, die einen sehen Farben, die nächsten Erinnerungen, wieder andere haben transzendente Erlebnisse. Bleibe also offen dafür, was sich bei dir während der Übung zeigen will. Mir geht es hier vor allem um einen Wirksamkeitsnachweis.

Klientinnenbericht: Leonie

Meine neue Klientin Leonie hat vorher noch nie traumatherapeutisch gearbeitet, sie besitzt aber einen großen Selbsterfahrungsschatz und hat viele Kurse und Seminare besucht. Sie kennt sich selbst also gut und kann sich sehr gut steuern. Sie ist es gewöhnt, zu Hause eigenständig Übungen zu machen. Genau um das bat ich Leonie. Ich wusste, ich kann ihr vertrauen. Die Übung sprach ich Ihr einfach als Audiodatei auf.

Sie berichtete mir nach der Übung Folgendes: »Am Anfang versuchte ich, mein Herz zu fühlen: Wo liegt es genau, wie ist es, meine Hände auf diesen Bereich zu tun? Dann ging ich in den vorderen Bereich meines Herzens. Dort fühlte ich Wärme, Traurigkeit, Enttäuschung und Wut. Ich sah Szenen meines Autounfalls als Beifahrerin. Damals wäre ich auf der Intensivstation fast gestorben. Dann bin ich in den hinteren Teil meines Herzens gegangen. Das war wirklich anders: still, ruhig und warm. Ich habe etwas Schönes, Warmes und Kostbares wahrgenommen, mein Seelenlicht. Dann habe ich das Seelenlicht in den vorderen Bereich meines Herzens geatmet, mit der Intention, dass sich alles Dunkle, wie die Erinnerungen an den Autounfall, jetzt auflösen darf. Und ich hatte das Gefühl, dass sich da etwas tat, es wurde leichter.«

Leonie berichtet an den folgenden Übungstagen immer wieder davon, dass nicht nur Erinnerungen an Traumata auftauchen, sondern Situationen aus ihrer Kindheit, die sie völlig falsch belegt und ein-

geschätzt hatte und deren Bedeutung sich ihr nun ganz anders zeigten. So erschien unter anderem ihre Oma, von der sie bisher immer annahm, sie werde von ihr nicht mehr geliebt, weil sie als vierjähriges kleines Mädchen gegen deren krankes Bein getreten hatte. Aber Oma zeigte ihr während der Übung völlig unerwartet, wie sehr sie sie liebte.

Daraufhin sagte mir Leonie: »Erstaunliche Dinge passieren mit der Übung zur Herzheilung!«

Zur Erklärung: Ein trauriger Fakt bei komplexer Traumatisierung ist, dass das Trauma oftmals alle positiven Kindheitserinnerungen gleichsam mit auslöscht. Wir erinnern uns dann tatsächlich nicht mehr daran, dass auch Schönes geschehen ist, wir können es nicht mehr abrufen, sondern das Trauma überlagert alles. Hinzu kommen Fehlannahmen wie die von Leonie mit ihrer Oma, die unser Leben stark beeinträchtigen können.

Gerade jüngere Kinder sind in ihrer Denkweise sehr einfach und können noch nicht abstrahieren, deshalb beziehen sie alles auf sich. Wird das Kind zum Beispiel von der Mutter auf dem Spielplatz vergessen, weil die Mutter im großen Trennungsstress mit dem Vater ist, dadurch völlig kopflos und durch den Wind ist, vielleicht noch mit dem kleinen schreienden Brüderchen beschäftigt, dann wird zumindest das kleine Kind das immer so werten, dass es etwas mit ihm zu tun haben muss, wenn es vergessen wird. Dadurch können sich so unschöne Glaubenssätze bilden wie »Ich bin nicht wichtig, mich lässt man zurück«. Diese wiederum können das ganze Erwachsenenleben beeinflussen und die eigene Wahrnehmung und Realität maßgeblich verzerren. Darüber hinaus können sie immer wieder ähnlich gelagerte Situationen kreieren.

Natürlich will ich an KlientInnen Stelle Vernachlässigung als solche nicht verharmlosen, diese wäre ja auch eine Möglichkeit für die Spielplatzsituation. Ich will nur aufzeigen, wie stark unsere Wahrnehmung und unsere Erinnerung verzerrt sein können. Umso begeisterter bin ich natürlich, von Leonie zu hören, wie sich ihre Realitätswahrnehmung jetzt auf gesunde Art und Weise zurechtruckelt .

Klientenbericht: Volker

»Es kommen Ruhe, Stille, das Seelenlicht ist sichtbar. Nach einer Weile kommen Frische, Entspannung, Lebensgeist. Fühle mich beseelt.«

Sehr detailliert und ausführlich berichtet Sarah, wie es ihr an zwölf Tagen mit der Herzheilung ergangen ist.

Klientinnenbericht: Sarah

»Tag 1: Zu Beginn der Übung waren im vorderen Herzbereich abstrakte Bilder meiner Kindheit sichtbar und die Farbe Rosa. Detail-

liertere Bilder haben sich nicht gezeigt. Der Zugang zum Seelenlicht war direkt möglich. Das Ausatmen und Ausdehnen des Seelenlichts in den vorderen Bereich des Herzens war jedoch kaum möglich. Der Bereich des Herzens fühlte sich blockiert an und der Zugang versperrt.

Tag 2: Bei der Wahrnehmung des vorderen Herzbereiches war eine tiefe Traurigkeit spürbar, gleichzeitig mit einer tiefen inneren Berührbarkeit. Ich hatte einen starken Impuls, weinen zu wollen. Das war durch die spürbaren Blockaden ums Herz herum nicht möglich. Erst nach längerer Durchführung der Übung stellten sich eine Stille und das Gefühl von Güte ein. Spürbar war eine große Weite im Herzen, welche jedoch nach wie vor nicht zugänglich war.

Tag 3: Im Laufe der Übung hat sich das Seelenlicht in zwei Ströme aufgeteilt. Ein Strom ins Herz und ein Strom in den Bereich meines Körpers, an dem das meiste Trauma festgesetzt ist, im Unterleib. Das Seelenlicht fühlte sich an wie ein Heilstrom, der für eine gewisse Zeit in beide Bereiche strömte. Nach einer Weile wurde der Heilstrom wieder zu einem einzigen und führte ausschließlich ins Herz.

Tag 4: Im vorderen Herzbereich waren Bilder von einer Kindheit sichtbar, nicht aber meiner Kindheit, sondern der meiner Mutter. Ein kleines Mädchen, das einsam ist. Am heutigen Tag fühlte sich die Übung an, als sei sie nicht für mich, sondern als sei ich in der weiblichen Linie an einen transgenerativen Strom der Herzheilung angebunden. Das Ausdehnen des Seelenlichts ging nicht nur in den vorderen Bereich meines Herzens, sondern in meine gesamte familiäre weibliche Linie. Die Übung fühlte sich an wie ein geschlossenes System, in das ich gerade von außen einsteige.

Tag 5: Im vorderen Bereich meines Herzens war meine Kindheit und Jugend sichtbar sowie die Wahrnehmung von Einsamkeit und dem Gefühl, nicht gesehen zu sein. Mit dem Strömen des Seelenlichtes konnten erste leise Tränen laufen. Mein Gesamtzustand war wackelig. Ich hatte körperliche Schmerzen. Mein Herz tat weh. Hauptaufgabe war es, mich selbst zu halten und zu stabilisieren. Mit dem Zugang zum Seelenlicht war dies möglich.

Tag 6: Bei der Hinführung zum vorderen Bereich des Herzens waren heute Traumata aus diesem Leben deutlich sichtbar. Es stellte sich direkt ein sehr liebevolles Gefühl mir selbst gegenüber ein. Mich selbst zu betrauern war möglich, aber nur im begrenzten Maße. Das Seelenlicht war so stark, das Ausdehnen in den vorderen Bereich des Herzens ging sehr leicht. Meine Gedanken sind jedoch stetig abgedriftet. Ich war sehr in Licht gehüllt, konnte dadurch aber keine klaren Bilder mehr sehen und keine klaren Zugänge mehr schaffen. Alles wirkte lichtvoll, aber abstrakt.

Tag 7: Heute waren viele belastete fremde Seelen im vorderen Bereich meines Herzens spürbar. Der Zugang zum Seelenlicht konnte dies auflösen. Ich bin in Verbindung gekommen mit einer starken Wut. Durch Wut kam Raum, und es war mir möglich, zwischen dem Eigenen und dem Fremden zu differenzieren. Das Eigene konnte dadurch größer werden.

Tag 8: Auch heute waren zu Beginn wieder dunklere Seelen sichtbar. Im Laufe der Übung wurde deutlich, dass die Dunkelheit nicht nur durch Fremdenergien, sondern ebenfalls transgenerativ vorhanden war. Starke Gefühle von Be- und Abwertung kamen hoch und die Erkenntnis, dass diese ebenfalls transgenerativ weitergegeben wurden. Durch den Zugang zum Seelenlicht konnte ich das Gefühl von

Wertkonzepten loslassen und in ein wertfreies Momentum eintauchen und dabei lichtvoll gehalten sein.

Tag 9: Im vorderen Bereich des Herzens tauchten Bilder eines traumatischen Erlebnisses in meinem Leben auf und damit Gefühle wie die Angst vorm Tod und Gedanken über die Vergänglichkeit des Lebens. Durch das Ein- und Ausatmen des Seelenlichts und etwas Zeit fühlte es sich an, als würden überall am Körper Stellen geöffnet, durch welche das Seelenlicht einströmen konnte. Sowohl durch meine Chakren als auch durch die anderen Heilpunkte am gesamten Körper konnte Licht fließen. Im Laufe der Übung weiteten sich diese Punkte immer mehr.

Tag 10: Bei der Hinführung zum Herzen konnte ich das Leid vieler Menschen sehen und spüren. Die Farbe im vorderen Bereich des Herzens war Dunkelgrün, und das Gefühl von Weltschmerz war deutlich. Der Zugang zum Seelenlicht war direkt spürbar, und ich konnte in kürzester Zeit in einen sehr lichtvollen Zustand eintauchen. Mein Seelenlicht konnte ich sowohl in den vorderen Bereich meines Herzens schicken als auch an all die bedürftigen Seelen, die sichtbar waren. Das Licht konnte so lange strömen, bis die Bedürftigkeit nicht mehr wahrnehmbar war.

Tag 11: Zu Beginn der Übung war meine Mutter deutlich sichtbar und spürbar sowie ihre Bedürftigkeit und Traurigkeit. Wie am Tag zuvor konnte ich den Strom des Seelenlichts zu ihr fließen lassen. Im Laufe der Übung bin ich dann irgendwann bei mir selbst angekommen. Ab dem Moment war ein Damm gebrochen, und ich konnte weinen. Das fühlte sich an wie eine große Erleichterung und Entlastung. Durch den lichtvollen Zugang zu mir selbst konnte ich mich selbst ganz liebevoll und stark halten.

Tag 12: Zu Beginn der Übung war meine eigene Bedürftigkeit spürbar. Der Zugang zu meinem Seelenlicht war sofort fühlbar; und durch das Ausdehnen des Lichtes konnte ich mich selbst in kürzester Zeit ›auffüllen‹, und meine Bedürftigkeit konnte schwinden. Ich war schnell in einem lichtvollen Zustand und konnte an den Strom der Liebe andocken, der dann sehr konzentriert und kraftvoll durch mein Herz floss. Ich war in einem Gefühl der kompletten Glückseligkeit. Ich konnte sehr lange in diesem Zustand verweilen. Lebensfreude und Leichtigkeit haben mich vollends ausgefüllt.

Nach diesen zwei Wochen der regelmKlientInnen Praxis bin ich berührter, und mein Herz fühlt sich weniger blockiert an. Vor allem aber fühle ich mich stabiler und kraftvoller als vorher. Der Zugang zu meinem eigenen Seelenlicht hat eine so große Kraft freigesetzt in mir, die mich sehr sicher und warm durch den Tag trägt. Außerdem scheint meine Abgrenzung gegenüber Fremdenergien stärker zu sein. Gleichzeitig ist es mir möglich, weicher und empathischer mit anderen umzugehen.«

Du siehst, es lohnt sich auf jeden Fall, diese Übung auszuprobieren! Ich wünsche dir viel Freude und heilsame Erfahrungen damit!

Übung: Tibetisch-buddhistische Herzöffnungsmeditation

Eine weitere Meditation zur Herzöffnung, die meine obige Übung in ihren Thesen untermauert, fand durch den spirituellen Lehrer Shai Tubali ihren Weg zu mir. Sie geht von sehr ähnlichen Annahmen aus, bloß dass statt von einer Seele vom »geheimen Herzen« gesprochen wird. Das ist aber im Grunde dasselbe. Ich habe mir sagen lassen, dass im buddhistischen Kontext statt von Seele auch eher von Bewusstsein gesprochen wird. Wie dem auch sei, die Parallelen zwischen meiner Übung zur Herzheilung und der tibetisch-buddhistischen Herzöffnungsmeditation sind verblüffend.

Die Meditation stammt ursprünglich von dem tibetisch-buddhistischen Meister Tsoknyi Rinpoche und wurde vom spirituellen Lehrer Shai Tubali neu aufbereitet und mir freundlicherweise zur Verfügung gestellt.[51] Meister Tsoknyi vermittelt uns in seiner Meditation die Idee, sich das Herz als antike Höhle vorzustellen mit dem Ziel, in diese Höhle einzutreten und in ihr zu ruhen. Er teilt das Herz dabei in drei Schichten: in das äußere Herz, das innere Herz und das geheime oder innerste Herz.

Das äußere Herz liegt an der Brustoberfläche und ist die Schwelle in die Höhle. Es wird von den äußeren Umständen und den täglichen Interaktionen mit den Menschen geprägt. Es ist eine Quelle der Freude und des Schmerzes, denn die Gedanken, Emotionen, Hoffnungen und Ängste sind konditioniert von äußeren Auslösern. Das äußere Herz sammelt dadurch als Resultat Emotionen, wie Verwirrung, Wut, Eifersucht, Stolz und Angst. Es ist auch der Teil des Herzens, der eine Mauer aufbaut, um sich vor weiteren Enttäuschungen zu schützen, gerade weil es so verletzlich und so sehr vom Äußeren abhängig ist.

Die zweite Ebene, das innere Herz, liegt in der inneren Höhle des Herzens. Es beherbergt unsere Gefühle, Stimmungen und tieferen Eindrücke. Es bestimmt, wie wir uns der eigenen Person gegenüber fühlen, unser Selbstbild, die Gedanken über uns selbst, unsere Identität, unsere Beurteilungen.

Die dritte, tiefste Ebene ist das geheime Herz. Es ist tief verbunden mit dem Nichtmessbaren, dem, was man nicht benennen kann. Es ist der Teil des Herzens, der immer unberührt geblieben ist, unabhängig von den Umständen. Der einzige Weg, mit dem geheimen Herzen zu kommunizieren, ist, sich in den tiefsten Teil unseres Herzens zu bewegen. Nur mit vollkommenem Loslassen und Hingabe gelangen wir zu diesem geheimen Herz. Und hier findest du die passende Meditation dazu.

Ablauf:

- Begib dich wieder in deinen Meditationszustand, komme bequem auf deinem Sitz an, nimm einige tiefe Atemzüge und erde dich.
- Gehe mit geschlossenen Augen in Kontakt mit deinem Herzchakra, bemerke, wie der Atem dort hineinströmt, sich dein Chakra weitet und sich beim Ausatmen alles zusammenzieht und der Atem über den hinteren Bereich des Herzchakras am Rücken wieder hinausströmt. Mache das eine Zeit lang.
- Werde dir nun des Atems in deiner Kehle bewusst, wie Luft in deine Kehle hineinströmt, weiter hinunter ins Herzzentrum. Und werde dir auch des Zwerchfells bewusst, das die Brust und die Lungen von den Bauchorganen trennt. Bemerke, wie es sich hebt und senkt. Fühle also, wie sich dein Herzchakra immer wieder füllt und ausdehnt und beim Ausatmen wieder zusammenzieht.
- Gehe nun mit deiner Aufmerksamkeit zu deinem Herzraum und falle in ihn hinein, werde dir des Raumes bewusst. Und leite dein Gewahrsein sanft in die Höhle des Herzens hinein. Nimm die Oberfläche deines Herzens wahr, die Seite, die nach außen, der Welt, zugewandt ist, fast auf der Höhe der Haut. Verweile hier. Vielleicht fallen dir in diesem Moment auch Ereignisse der letzten Wochen ein, die einen Einfluss auf dein emotionales Wesen hatten.
- Nun bewege dich von der Oberfläche der Brust ein bisschen tiefer in die zweite Ebene deines Herzens, das innere Herz. Bringe meditatives Gewahrsein in dein inneres Herz. Verbinde dich mit den tieferen Gefühlen deiner selbst, vielleicht sind da Gefühle der Verurteilung, Scham, Erniedrigung, Irritation, toxische Gefühle von Ereignissen oder persönlichen Beziehungen aus deinem Leben. Sei geduldig mit diesen Gefühlen, und praktiziere nichtreagierendes Gewahrsein.

- Bewege dich jetzt vom inneren Herz noch weiter nach hinten zur hinteren Oberfläche des Herzens, der Seite, die in Richtung deiner Wirbelsäule zeigt. Falle dort hinein, in das geheime Herz, das außerhalb von Ursache und Wirkung liegt, das niemals verletzt oder traumatisiert wurde, das außerhalb der Zeit liegt. Gib dich dem hin. Komme in Berührung mit dem Raum und der Leichtigkeit. Hier geht es nicht darum zu verstehen, denn dieser Teil ist jenseits des Verständnisses. Erlaube dir, einfach absorbiert zu werden in dein geheimes Herz hinein, in die Stille, Raum- und Zeitlosigkeit. Verweile hier eine Zeit lang. Du kannst von dort aus ein vollkommenes Öffnen deines Herzens erlauben. Dein tiefstes, geheimes Herz war nie verschlossen, höchstens dein äußeres.
- Stelle dir vor, dass du die Mauer deines äußeren Herzens entfernst. Nimm wahr, wie dein geheimes Herz nach außen kommt, sich ausdehnt, strahlend. Und siehe, wie dein Herz daliegt, offen, ohne beschützt werden zu müssen. Atme in diese vollkommene Offenheit. Selbst wenn das für dich ungewohnt ist, fühle die tiefe Befreiung.
- Und nun biete dein goldenes und strahlendes Herz dem Kosmos an und der Welt. Und spüre, wie diese Geste des Anbietens dich nicht zerbrechlich macht, sondern unzerstörbar.
- Erkläre laut: »Von nun an bin ich bereit, mein Herz offen zu lassen, unter allen Umständen, zu allen Zeiten.« Und erkenne, dass mit so einer starken Erklärung nichts die Kraft hat, dich zu verletzen.
- Und jetzt öffne sanft deine Augen.
- Bleibe so gut wie möglich mit dem innersten Teil deines Herzens in Kontakt. Bringe dein Gewahrsein immer wieder von der Oberfläche deines Herzens zu dem Teil, der eher an deiner Wirbelsäule, nach hinten liegt. Was macht das mit dir in der Welt? Was verändert sich? Bleibe im Fokus, dass du und dein Herz offen und stark sind.

Herz, Psyche und Herzfrequenzvariabilität

Die von meinen KlientInnen beschriebenen Erfahrungen mit meiner Übung zur Herzheilung und die Tatsache, dass es scheinbar wichtig ist, in die eigene Heilung die Heilung des Herzens mit einzubeziehen, haben mich neugierig gemacht. Also fange ich an zu forschen und stoße auf zahlreiche Studien, die sich mit dem Zusammenhang von Psyche und Herz beschäftigen. Dabei wird sehr deutlich, welchen enormen Einfluss Dauerstress, Einsamkeit, ein fehlendes und/oder schwaches soziales Umfeld, Angst, Depression oder eine posttraumatische Belastungsstörung auf unser Herz haben. Ich behaupte sogar, dass diese psychisch-sozialen Aspekte einen fast noch stärkeren Einfluss auf unser Krankheitsrisiko und die Sterblichkeit haben als die üblichen Risikofaktoren wie ungesunde Ernährung, Bluthochdruck, Blutfette, Übergewicht, Rauchen, zu wenig Bewegung und die Zuckererkrankung. Natürlich sind auch Letztere in einem engen Zusammenhang mit Stress zu sehen. So nutzen viele Menschen mit einem durch Trauma dysregulierten Nervensystem Zucker, ungesundes Essen und Zigaretten, um sich und ihr Nervensystem herunterzuregulieren, was jedoch nur scheinbar gelingt. Das Gleiche gilt für Alkohol oder Cannabis. Deshalb bin ich der Meinung, dass es nichts nützt, dem Menschen die ungesunde Gewohnheit oder Sucht »wegzunehmen«, wenn er nicht gelernt hat, sich und sein Nervensystem anders zu regulieren. Genau das muss ihm also erst mal vermittelt werden.

Wie geht das nun mit dem »Runterregulieren«? Hier gibt es verschiedene Möglichkeiten:

- Atemübungen,
- ein Aufenthalt in der Natur,
- eine Begegnung mit Freunden,

- ein Arm zum Einkuscheln,
- ein Haustier zum Streicheln oder
- Sport und Bewegung.
- Weitere Übungen und Tipps findest du in meinem zweiten Buch *Wenn die Seele nicht heilen will.*[52]
- Aber oft reicht das eben nicht aus, gerade wenn ein Trauma vorhanden ist! Ich kann hier nur immer wieder dafür plädieren, sich dafür Unterstützung zu holen, am besten durch körperorientierte Traumatherapie wie Somatic Experiencing.

Allein in Deutschland werden jährlich 1,7 Millionen Menschen wegen einer Herzerkrankung behandelt, oft fängt eine Verkalkung der Herzkranzgefäße schon in der Jugend an, ausgelöst durch ein schwaches soziales Umfeld, Dauerstress, eine Depression oder Angststörung.[53] Diese Zahlen zeigen, wie wichtig unser Herz ist und dass es sich lohnt, hier genauer hinzuschauen.

Das Buch *Der Takt des Lebens* von dem Herzchirurgen Dr. Reinhard Friedl hilft mir dabei sehr.[54] Es liest sich unglaublich gut und vermittelt auf eine sehr humorige Art sehr viel Wissen zu unserem wichtigsten Organ. So erklärt Dr. Friedl, dass Hirn und Herz permanent miteinander kommunizieren. Ist das Gehirn übererregt, werden diese Stresssignale über Nervenbahnen ans Herz weitergeleitet. Dort verursachen sie oft meist harmlose Herzrhythmusstörungen, manchmal aber eben auch tödliche. Das Herz empfängt also vom Hirn mehr Stresssignale, als es kompensieren kann. Die Beziehung beider Organe bezeichnet Dr. Friedl auch als »neurokardiale Achse«. Das bedeutet, dass Herz und Hirn fortwährend Informationen miteinander austauschen, über physikalische Pulswellen, den Blutkreislauf, das autonome Nervensystem, Hormone, Botenstoffe und Magnetfelder. Sie beeinflussen sich damit gegenseitig.

Das Herz hat sogar ein eigenes »kleines Gehirn« mit über 40 000 Nervenzellen! Es verfügt damit über ein eigenes Gedächtnis!

Aus dem Herzen laufen 80 Prozent der Nervensignale zum Gehirn, also viel mehr als umgekehrt, und zwar ins Stammhirn, den Sitz des autonomen Nervensystems.

Das Herz schlägt chaotisch, selbst wenn jemand in Ruhe ist – das heißt, der Zeitabstand von einem Herzschlag zum nächsten ist immer unterschiedlich. Dr. Friedl sagt hier, je ausgeprägter die spontane Schwingung des Herzschlags sei, desto unverbrauchter und elastischer sei das autonome Nervensystem geblieben, sodass das Herz und die Organe noch flexibel reagieren können. Je ausgeprägter diese spontane und unvorhersehbare Schwingung des Herzens ist, die sogenannte Herzfrequenzvariabilität, umso mehr sinkt die Wahrscheinlichkeit für Herz-Kreislauf-Erkrankungen und umso höher ist die Lebenserwartung. Die neuronalen Einflüsse zwischen Herz und Gehirn beeinflussen stark die Herzratenvariabilität. Wesentlich ist dabei vor allem der ventrale Vagus, ein Hirnnerv, der zu unserem parasympathischen Nervensystem gehört.[55] Zur Erklärung: Das autonome Nervensystem teilt sich in zwei Zweige – den Sympathikus und den Parasympathikus.

Der Sympathikus versetzt unseren Körper in die Lage zu handeln. Bei Gefahr macht der Sympathikus unseren Körper reaktionsbereit, indem er den Herzschlag, die Atmung und den Blutdruck erhöht, die Blutgefäße verengt und das Blut von den äußeren Hautschichten wegleitet, um eventuellen Verletzungen vorzubeugen. Außerdem zieht er das Blut vom Verdauungssystem ab und pumpt es in die Muskeln, damit wir schneller kämpfen oder fliehen können. Des Weiteren sorgt er dafür, dass sich unsere Augen schärfen, damit wir die Gefahr besser sehen können; erkennbar wird das durch erweiterte Pupillen.

Der Parasympathikus hilft uns dabei, uns wieder zu beruhigen, sodass wir uns nach Stress wieder entspannen und ausruhen können. Das zeigt sich, indem die Muskelanspannung nachlässt, der Puls wieder langsamer wird, der Blutdruck sinkt und unsere Haut wieder warm wird und Farbe bekommt. Die Atmung wird wieder ruhiger und tiefer, die Verdauung wird unterstützt.

Der Sympathikus bringt dabei, wenn der Mensch gestresst ist, diese Stresssignale vom Gehirn zum Herzen. Das Herz reagiert darauf nicht sofort, sondern wartet erst einmal vier Sekunden ab, ob tatsächlich Gefahr ist, und reagiert dann erst auf die Stresssignale.

Negative Gefühle wie Angst, Trauer, Wut und Sorgen können die Kommunikation zwischen Herz und Hirn stören. Das lässt sich durch die Herzratenvariabilitätsmessung sehr gut ablesen. Wie kann ich nun Gehirn und Herz innerhalb einer starken Stressphase wieder in einen Gleichklang bringen? Die Antwort hierauf ist üblicherweise, mit bewusster Atmung zu arbeiten. Dr. Friedl fand jedoch noch etwas anderes heraus – die heilige Silbe OM. So berichtet er davon, wie er als meditierender Herzchirurg seine Herzratenvariabilitätsrate maß und geradezu entsetzt darüber war, dass diese, entgegen seiner Erwartung, starken Stress bei ihm zeigte, und das trotz Meditation. Er entdeckte dann fast zufällig, dass sich das Tönen von »OM« direkt auf die Herzkurve auswirkt, sein Herz begann, sich zu entspannen, was er auch selbst direkt spüren konnte. Die Herzkurve harmonisierte sich.

Das Tönen von OM ist ja genau genommen auch eine Atembeeinflussung. So gibt es Studien, dass Menschen nach einem Herzinfarkt ihre Langzeitüberlebensrate durch bewusstes Atmen deutlich erhöhen konnten. Des Weiteren gibt es auch Studien darüber, dass sich Somatic Experiencing als körperorientierte Form der Traumaverarbeitung günstig auf die Herzratenvariabilität auswirken kann.

Eine weitere Möglichkeit, positiv auf die Herzratenvariabilität einzuwirken, sind die vom HeartMath® Institute in Kalifornien entwickelten Kurse, Übungen und Geräte. Das Institut forscht seit drei Jahrzehnten über die Kommunikation zwischen Herz und Gehirn und den Zusammenhang von Herzrhythmus, Physiologie, Emotionen und mentalen Fähigkeiten. Howard Martin, Autor und Geschäftsführer von HeartMath®, bestätigt sämtliche Erkenntnisse Dr. Friedls. Er sagt, das wahre Potenzial des Herzens und seiner Intelligenz müsse erst noch voll entfaltet und verstanden werden; wenn wir die wahre Kraft und Intelligenz des Herzens nutzten, verändere das unser Denken und unser Fühlen, unsere Sicht auf die Welt – und auch unsere Beziehungen.[56] Laut Martin produziert unser Herz genug elektrische Energie, um ein elektromagnetisches Feld zu erzeugen, das den eigenen Körper um 360 Grad umgibt und sich von der Hautoberfläche circa einen Meter in den Raum ausdehnt.

Wow! Lass diese Erkenntnis erst mal wirken! Was bedeutet das? Ich sehe es so, dass sowohl unsere Herzratenvariabilität als auch der Zustand unseres Herzens, ob es eng oder weit oder frei oder bedrückt ist, inklusive seiner höheren Qualitäten wie Mitgefühl und Liebe einen enormen Einfluss nicht nur auf uns, sondern ebenso auf andere Menschen und unsere Umwelt haben! Das heißt, mein elektromagnetisches Herzensfeld beeinflusst alle elektromagnetischen Felder um mich herum, ebenso wie ich von den elektromagnetischen Feldern der anderen beeinflusst werde! Das erklärt sicher auch, warum wir uns bei Menschen, die voller Liebe und offenen Herzens sind, viel wohler fühlen als bei solchen, deren Herz verschlossen oder sogar verbittert ist.

Und nicht nur das. So sagt das HeartMath® Institute, neueste Forschungsergebnisse zeigten, dass wir alle durch ein Netz von energetischen Schwingungen miteinander verbunden sind, die sämtliche lebenden Systeme einschließt. Wir sind als Gesellschaft hochgradig miteinander vernetzt, ohne uns dessen bewusst zu sein. Dabei werden unsere jetzigen gesellschaftlichen Entscheidungen massive Auswirkungen auf das Leben aller zukünftigen Generationen haben. Wären unser Herz, Verstand und unsere Gefühle mehr miteinander im Einklang, dann würde unsere Herzenskraft gestärkt werden, was wiederum zu völlig anderen globalen Entscheidungen führen würde.

Bei all dem, was in der heutigen Welt und in unserem eigenen Leben los ist, wäre es wichtig, mehr Mitgefühl für uns selbst und andere zu entwickeln – sowohl am Arbeitsplatz als auch zu Hause und in herausfordernden Lebenssituationen. Mehr Mitgefühl würde uns dabei helfen, Verurteilung und Trennung zwischen Menschen aufzulösen, und uns außerdem einen leichteren Zugang zu neuen Lösungen ermöglichen.[57]

Dr. Friedl bestätigt hier: Je mehr das Herz schwingen kann, umso mehr Mitgefühl empfindet der Mensch. Das ist ein sehr interessanter Aspekt, denn er bedeutet im Umkehrschluss, dass Menschen mit einer schlechten Herzratenvariabilität auch weniger Mitgefühl für sich und andere haben. Was bewirkt dabei die Metta-Meditation, die Meditation der liebenden Güte? Ich stelle sie nachfolgend vor, bei ihr geht es ja gerade um die Entwicklung von Mitgefühl. Wie wirkt sich die Metta-Meditation wohl auf die Herzratenvariabilität aus, wenn ich sie langfristig mache beziehungsweise gibt es überhaupt eine Auswirkung? Das wären sehr spannende Studienfragen – so könnte man mit StudienteilnehmerInnen am Anfang der Meditation die Herzratenvariabilität messen und nach einigen Wochen täglichen Übens noch einmal. Die Ergebnisse wären sicher sehr aufschlussreich.

Deborah Rozman, Heart-Math-CEO und Autorin, scheint meine Annahme, dass die Metta-Meditation sich auf die Herzratenvariabilität auswirkt, mit folgender Aussage zu bestätigen. Sie sagt, indem wir lernten, erhebende Herzqualitäten zu aktivieren, sendeten wir ein neues Signal vom Herzen zum Gehirn. Dies könne die Art und Weise verändern, wie wir auf Situationen reagieren.[58] Liebende Güte und Mitgefühl beispielsweise sind erhebende Herzqualitäten.

Wissen wir nun, dass eine reduzierte Herzratenvariabilität ein eigener Risikofaktor für Sterblichkeit und Krankheit ist, dann erklärt das auch, warum ich die Übung zur Herzheilung unbedingt an dich weitergeben möchte, ja warum ich mich überhaupt mit dem Herzen beschäftige.

Zum einen scheint es enorm wichtig zu sein, das Herz zu heilen. Eine Möglichkeit dafür sind die Übungen in diesem Buchteil. Zum anderen sitzt im hinteren Teil unseres Herzens unsere Seele. Diese kann sich wiederum scheinbar nur dann vollständig ausdrücken, wenn das Herz nicht voller alter Erinnerungen, Traumata und Emotionen ist. Wie gesagt: Das Herz hat ein eigenes »kleines Gehirn« und Unmengen an Nervenzellen. Wenn ich das nun weiß, könnte das auch die Einspeicherung von Traumata, Erinnerungen und Emotionen in ebendiesem kleinen Gehirn und seinen Nervenzellen erklären.

Mir ist es wichtig, an dieser Stelle noch einmal zu betonen, dass auch ich hier nur Forscherin bin und keine endgültigen Aussagen treffen kann. Auch ich versuche, Dinge zu verstehen. Ich schaue mir Fakten an und versuche, diese logisch miteinander zu kombinieren. Aber das kann meist nur ein Versuch sein. Gerade wenn es um die Relevanz unseres Herzens als Sitz unserer Seele und für Bewusstsein als solches geht, sind wir mit unserem Wissen immer noch sehr am Anfang. Hier kann, auch von mir, nur eine Annäherung stattfinden. Ich lade dich also herzlich ein, selbst mitzudenken, zu forschen, die Übungen auszuprobieren und wahrzunehmen, was sie in deinem Leben verändern. Viel Freude damit!

Übung: Die Meditation der liebenden Güte – Metta

Diese Meditation stammt aus dem Buddhismus. Das Wort *Metta* aus dem mittelindischen Pali bedeutet »Freundschaft, Freundlichkeit, Sanftmut, Liebe«. Dabei ist nicht die romantische Liebe gemeint, sondern die bedingungslose, allumfassende Liebe. Eine Liebe, die keine Unterschiede kennt, die alle Menschen umfasst, ohne Erwartungen oder Ansprüche an die anderen.

Während der Metta-Meditation geht es darum, dass du eine wohlwollende Haltung einnimmst und durch mantraartige Sätze liebende Güte für alle Lebewesen empfindest. Der Fokus liegt dabei auf deinem Atem, dem Guten als solchem sowie der zwischenmenschlichen Wärme und Großzügigkeit allen Wesen gegenüber.

Die Metta-Meditation kann dich tief berühren. Praktizierst du sie eine Zeit lang, dann gibst du verletzendes Verhalten, Verbitterung und Voreingenommenheit jeglicher Art auf und entwickelst eine Geisteshaltung der Freundlichkeit, Brüderlichkeit, Einigkeit und des Wohlwollens. Dadurch nimmst du dich selbst bedingungslos an, so wie du bist, und lernst, dir selbst und anderen gegenüber freundliche Gefühle zu entwickeln. Das führt zu einer inneren Zufriedenheit und verstärkt die zwischenmenschliche Wärme im Miteinander.

Die Metta-Meditation stimmt dich friedlich und erleichtert dir so den Umgang mit anderen Menschen, insbesondere auch solchen gegenüber, die du nicht so magst. Eine Untersuchung an der Stanford University zeigte sogar, dass selbst eine kurze Metta-Meditation von wenigen Minuten im Durchschnitt zu einem Gefühl größerer sozialer Verbundenheit bei den Studienteilnehmern führte, und das mit ihnen unbekannten Menschen. Darüber hinaus entwickelten sie eine positivere Einstellung gegenüber diesen Menschen.[59]

Ablauf:

- Begib dich in deinen Meditationszustand, komme zur Ruhe, erde dich und mache es dir bequem.
- Nimm dir Zeit, bei dir selbst anzukommen. Fühle Wohlwollen und Liebe für dich selbst, so weit, wie das möglich ist. Vielleicht magst du dazu an einen Moment der Liebe in deinem Leben denken – mit deinen Kindern, deinem Tier, einem Partner, einem Kollegen. Oder

du erinnerst dich daran, wie du in die unendlich weisen und schönen Augen eines Babys geschaut hast und wie viel Liebe für dieses zauberhafte Wesen in dir entstanden ist. Du findest bestimmt einen Moment. Und bitte habe nicht den Anspruch, eine riesige Portion Liebe zu spüren, es reicht schon ein kleiner Hauch davon. Fühle diese Liebe nun für dich selbst. Vielleicht magst du dich vor der Meditation auch vor einen Spiegel stellen und dich selbst anlächeln. Sieh dein lächelndes Gesicht und bleibe in dieser Stimmung, wenn du mit der Meditation beginnst.

- Sage dir laut (du kannst die Sätze natürlich auch denken, meines Erachtens hat das Aussprechen aber einen größeren Effekt) und mehrmals, während du bereits in dieser liebevollen Stimmung für dich selbst bist:
  - »Möge ich glücklich sein.«
  - »Möge ich sicher sein.«
  - »Möge ich gesund sein.«
  - »Möge ich mit Leichtigkeit leben.«
- Bemerke, wie du zunehmend liebevolle Güte für dich spürst.
- Stelle dir nun einen Menschen vor, den du magst und für den du Zuneigung empfindest. Visualisiere diesen Menschen, und sage ihm laut:
  - »Mögest du glücklich sein.«
  - »Mögest du sicher sein.«
  - »Mögest du gesund sein.«
  - »Mögest du mit Leichtigkeit leben.«
- Wiederhole die Sätze wieder ein paarmal.
- Stelle dir nun eine neutrale Person vor wie ein(e) VerkäuferIn, ein(e) NachbarIn, den/die KellnerIn aus deinem Lieblingsrestaurant oder jemand Ähnlichen, also eine Person, für die du weder besondere Zuneigung noch Abneigung empfindest, und sage wiederum und wiederholend die Sätze:
  - »Mögest du glücklich sein.«

  - »Mögest du sicher sein.«
  - »Mögest du gesund sein.«
  - »Mögest du mit Leichtigkeit leben.«
- Visualisiere jetzt einen Menschen, den du nicht magst. (Falls du traumatisiert bist, nimm bitte keine Person, die dich traumatisiert hat. Das kann sonst ein unschöner Traumatrigger werden, und das möchte ich nicht. Du kannst stattdessen eine[n] KollegIn nehmen, mit der du Schwierigkeiten hast, oder ein Geschwister, welches nicht mehr mit dir spricht, oder eine[n] PolitikerIn, den/die du nicht magst. Du verstehst schon.) Sprich die bekannten Sätze nun mehrfach gegenüber dieser Person aus:
  - »Mögest du glücklich sein.«
  - »Mögest du sicher sein.«
  - »Mögest du gesund sein.«
  - »Mögest du mit Leichtigkeit leben.«
- Falls du bemerkst, dass Widerstände kommen oder dass es dir schwerfällt, akzeptiere das und nimm es hin. Das ist normal. Du wirst sehen, dass es von Mal zu Mal besser wird.
- Schließe nun alle Personen ein, die dir in den Sinn kommen. Visualisiere Sie zusammen, und wiederhole wieder mehrfach die Sätze:
  - »Möget ihr glücklich sein.«
  - »Möget ihr sicher sein.«
  - »Möget ihr gesund sein.«
  - »Möget ihr mit Leichtigkeit leben.«
- Falls du schon Innere-Kind-Arbeit gemacht hast und einige deiner inneren Kinder in verschiedenen Lebensaltern kennst, dann kannst du die Metta-Meditation auch mit deinen inneren Kindern machen. Ich habe damit sehr gute Erfahrungen gesammelt. Visualisiere dazu deine inneren Kinder, und sag zu ihnen, wieder mehrfach:
  - »Meine lieben inneren Kinder, ich liebe euch.«
  - »Möget ihr glücklich sein.«

  - »Möget ihr sicher sein.«
  - »Möget ihr gesund sein.«
  - »Möget ihr mit Leichtigkeit leben.«
- Komme zum Schluss noch einmal bei dir selbst an – was fühlst du? Wie geht es dir? Was hat sich verändert im Vergleich zum Zeitpunkt vor der Meditation?

Wenn du die Metta-Meditation regelmäßig machst, wirst du sehen, dass sich dein Leben verändert. Dir wird bewusst werden, dass du bei Konflikten einen anderen Weg wählen kannst und dass der Mensch, den du nicht magst, dir vielleicht sogar ähnlicher ist, als du denkst. Vielleicht bemerkst du auch, dass wir als Menschen alle miteinander verbunden sind. Was verändert sich dadurch langfristig in deinem Fühlen, Denken und Handeln?

Das Herzchakra

Eine weitere Möglichkeit, sein Herz zu heilen, ist die gezielte Arbeit mit dem Herzchakra. Es verbindet die unteren drei Chakren, die mit den Instinkten zusammenhängen, mit den oberen drei Chakren des höheren menschlichen Bewusstseins. Dabei repräsentiert das Herzchakra die universelle Liebe, die im Yoga als Weg der Hingabe und Demut, wie auch im christlichen Aspekt der Nächstenliebe eine Rolle spielt. Das Herz ist von jeher das Symbol der Liebe, und das Herzchakra ist das energetische Zentrum der Liebe, des Mitgefühls, der Menschlichkeit und Geborgenheit. Es ermöglicht den liebevollen, unterstützenden Kontakt mit dir selbst und führt vom Ich- zum Wir-Bewusstsein. Über das Herzchakra ist es möglich, Verbindungen zu anderen Menschen aufzunehmen, ohne dabei egoistische Interessen im Auge zu haben.

Selbstlose Liebe im Sinne christlicher Nächstenliebe, aber auch in Form des im Buddhismus praktizierten Mitgefühls gegenüber allen Wesen zu entwickeln ist die Hauptaufgabe, die in der Entfaltung des vierten Chakras verborgen liegt. Dabei geht es nicht um die Entwicklung objektgebundener Liebe wie zu deinem Partner oder deinen Kindern, obwohl diese natürlich auch aus dem Herzchakra entspringt, sondern es geht um die objektlose, bedingungslose Liebe. Eine Liebe, die nicht an ein Objekt gebunden ist und alles und jeden mit einschließt, unabhängig von der eigenen Sympathie oder Antipathie.

Ich durfte diese bedingungslose Liebe einmal selbst über mehrere Monate auskosten und erforschen, ein wahrer Segen, der mich im Jahr 2000 ereilte. Ich weiß bis heute nicht, durch was ich in diesen Zustand gekommen bin. In jedem Fall war er wundervoll – ich fühlte fortwährend zu allem und jedem Liebe, ich war permanent in bedingungsloser Liebe, ich war tiefenentspannt, von niemandem mehr abhängig, mein ganzes Sein und mein Verhalten waren von Liebe durchtränkt. Das war so schön, dass ich wusste, in diesem Leben konnte es keinen besseren Zustand mehr für mich geben. Im Grunde war mir klar, dass mit dieser Erfahrung für dieses Leben alles erreicht wäre.

Irgendwann fiel ich durch Unachtsamkeit und den üblichen Alltagsstress wieder aus diesem Zustand heraus. Noch heute sehne ich mich danach und weiß, dass es meine wichtigste Lebensaufgabe ist, in dieser bedingungslosen Liebe wieder aufzuwachen. Aber man kann das natürlich nicht »machen«, sondern es bleibt ein Segen, man kann es aber durch gezielte Übungen wie die Metta-Meditation unterstützen. Mit ihr spüre ich während der Meditation am ehesten wieder bedingungslose Liebe. Vielleicht hast du einen Geschmack davon bekommen, was ich meine. Aber auch hier gilt: Du musst es erfahren, um es nachvollziehen zu können.

Yoga zur Öffnung des Herzchakras

Im Yoga gibt es unterschiedliche Positionen (Asanas), welche die Herzöffnung unterstützen können. Sehr geeignet ist »Die Kobra«.

Übung: Die Kobra (Asana)

Ablauf:

- Lege dich auf den Bauch, die Stirn berührt den Boden, die Arme liegen seitlich neben dem Körper und die Handflächen zeigen nach oben. Atme einige Male entspannt ein und aus. Führe die Hände hinter den Rücken und verschränke sie über deinem Po.
- Mit dem nächsten Einatmen hebst du Kopf und Brustbein leicht vom Boden ab und ziehst dann die Schultern etwas nach hinten, sodass sich der Brustkorb dehnt.

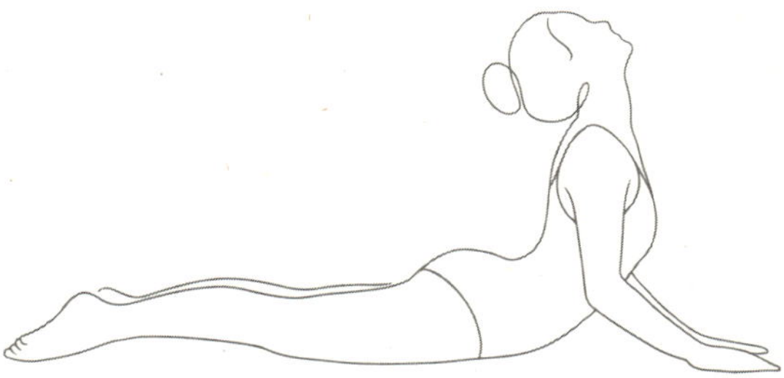

Die Kobra

- Atme in dieser Haltung zweimal tief durch, lenke deine Aufmerksamkeit dabei auf dein Herzchakra.
- Dann lege Kopf und Arme wieder sanft auf dem Boden ab. Entspanne dich einen Moment lang, und wiederhole die Übung insgesamt dreimal.
- Spüre nun, wie sich dein Brustkorb und dein Herzchakra anfühlen.

Mudras fürs Herz

Der Begriff *Mudra* kommt ursprünglich aus dem Sanskrit und bedeutet »Siegel« oder »Zeichen«. Dabei setzt sich das Wort aus der Silbe *Mud* (Freude, Glückseligkeit) und *Ra* (auslösen, geben) zusammen. Eine Mudra ist also eine (Hand-)Geste, die Freude und Glück bringt.

Mit Mudras nutzen wir Akupressurpunkte, um den Energiefluss in unserem Körper zu lenken, so können sie uns neue Energie zur Verfügung stellen. Sie beeinflussen sowohl den Körper als auch den Geist, da jeder Bereich der Hand einem bestimmten Teil von unserem Körper und unserem Geist zugeordnet ist. Mudras werden meist innerhalb von einer Meditation angewandt. Nachfolgend stelle ich dir eine Mudra vor, die die Herzöffnung unterstützen kann.

Übung: Die Lotus-Mudra

Die Lotus-Mudra symbolisiert den sich öffnenden Lotus und wirkt gezielt auf unsere Herzöffnung und den inneren Zugang zu universeller Liebe.

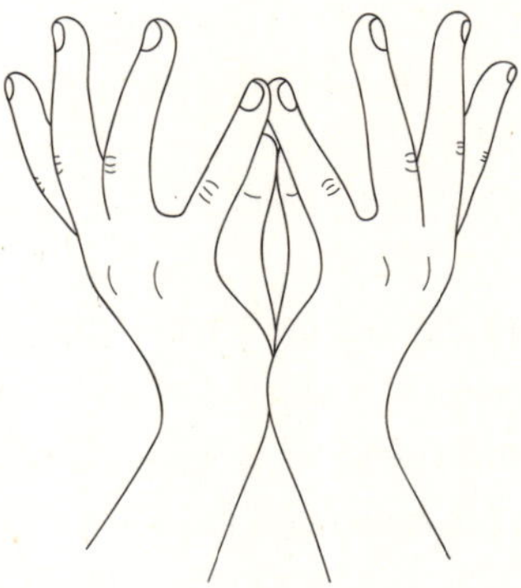

Die Lotus-Mudra

Ablauf:

- Lege die Hände vor dem Brustbein zwischen den Brustwarzen zusammen, sodass sich nur deine Handkanten und Fingerkuppen berühren.
- Spreize sanft deine Finger.
- Nimm nun einige tiefe und bewusste Atemzüge.
- Schließe danach die Hände wieder zu einer Knospe.
- Wiederhole die Übung gern mehrmals.

Übung: Die Herzchakra-Aktivierungsmeditation

Diese Meditation enthält einige Elemente aus der Welt der Yoga-Asanas und der Mudras. Sie geht aber noch viel weiter und ist eine sehr ausführliche Anleitung, um dein Herzchakra zu aktivieren.[60]

Ablauf:

- Begib dich in den Meditationszustand, erde und reguliere dich.
- Beginne nun mit der Wechselatmung. Konzentriere dich dazu auf deine rechte Hand und führe sie zu deiner Nase. Lege Daumen und Ringfinger rechts und links neben die Nasenlöcher, Mittelfinger und Zeigefinger ruhen auf der Stirn. Der kleine Finger ist locker abgespreizt.
- Schließe nun mit dem Daumen das rechte Nasenloch, und atme langsam und geräuschlos vier Sekunden ein. Schließe dann auch das linke Nasenloch mit dem Ringfinger und halte den Atem acht Sekunden. Öffne nun das rechte Nasenloch, indem du den Daumen anhebst. Atme tief und geräuschlos durch das rechte Nasenloch acht Sekunden aus. Atme dann wieder durch das rechte Nasenloch vier Sekunden ein, schließe es mit dem Daumen und halte den Atem acht Sekunden. Öffne das linke Nasenloch, und atme so langsam, tief und lautlos wie möglich acht Sekunden aus. Dies ist eine Runde.

- Mache fünf oder mehr zusammenhängende Runden, indem du die zuvor genannte Atemweise durchführst. Du hast hierfür nun drei Minuten lang Zeit.
- Beende nun die Wechselatmung und lege deine rechte Hand auf den Oberschenkel.
- Nimm mit beiden Händen nachfolgende Mudra ein, welches dein Herzchakra aktiviert. Die Mudra wird bei Frauen und Männern unterschiedlich angewendet. Bei den Frauen berühren sich in der linken Hand der Daumen und der Ringfinger. In der rechten Hand berühren sich der Daumen und der Mittelfinger. Bei den Männern wiederum berühren sich in der linken Hand der Daumen und der Mittelfinger. Und in der rechten Hand berühren sich der Daumen und der Ringfinger. Beide Hände liegen offen auf den Knien.

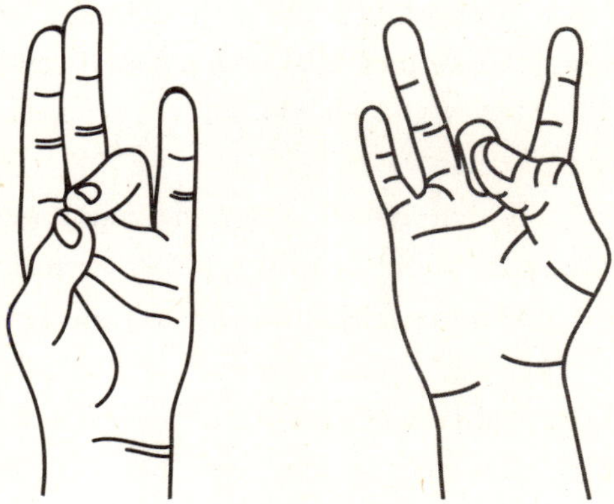

Mudra zur Herzöffnung – unterschiedlich bei Frauen und Männern

- Halte diese Mudra nun so lange, bis du später aufgefordert wirst, es zu lösen. Falls das Halten der Mudra zu anstrengend für dich wird, löse sie einfach und lege deine Hände dann mit nach oben geöffneten Handflächen auf deine Oberschenkel.
- Wende nun deine Aufmerksamkeit auf das Herzchakra. Beginne hier, ein- und auszuatmen. Spüre dabei, dass der Atem bei jedem

Einatmen direkt in dein Herzchakra einströmt. Bei jedem Ausatmen hast du das Gefühl, wie die im Herzchakra konzentrierte Energie ansteigt. Du spürst die Energie als Hitze und Intensität, die mit jedem Atemzug stärker wird. Während die Energie immer weiter ansteigt, visualisiere sie als eine Kugel smaragdgrüner Energie. Visualisiere und spüre, wie diese Kugel immer heller strahlt. Spüre und visualisiere nun etwa drei Minuten lang, wie diese Kugel immer kräftiger und heller wird, während du den zuvor beschriebenen Atemmodus fortsetzt. Die Energie deines Herzchakras ist nun zu einer strahlenden smaragdgrünen Lichtkugel geworden.

- Aktiviere und öffne dein Herzchakra jetzt noch weiter, indem du das Mantra YAM oder den Vokal A intonierst. Während du Mantra oder Vokal intonierst, sende die Klangschwingung in dein Herzchakra und spüre ihre Wirkung. Intoniere nun also drei Minuten entweder das Mantra YAM, mit dem man insbesondere die Herzenergie aktivieren kann, oder den Vokal A.
- Spüre nun, wie die Energie in deinem Herzchakra noch weiter zugenommen hat. Visualisiere, wie dein Herzchakra zu einer smaragdgrünen Sonne wird, deren Strahlen den gesamten Brustbereich erfüllt.
- Nun bist du bereit, die Strahlen deiner Herzchakra-Sonne in die Körperbereiche und Organe zu senden, die dein Herzchakra energetisch versorgt. Lasse das heilende smaragdgrüne Licht jetzt in deine Lunge, dein Herz und den oberen Rücken hineinfließen. Erfülle auch die Thymusdrüse damit. Und noch weiter fließen die harmonisierenden grünen Strahlen jetzt auch in deine Arme und Hände. Erfülle und umhülle abschließend deine gesamte Haut mit all ihren Berührungs- und Tastrezeptoren mit diesem heilenden, grünen Licht. Nun hast du alle Organe, die das Herzchakra energetisch versorgt, mit dem warmen und heilenden smaragdgrünen Licht erfüllt.

- Wiederhole nun gedanklich oder laut die folgenden Affirmationen, und lasse dabei auch innere Bilder zu den Affirmationen in dir entstehen:
  - »Ich öffne mich für die Liebe.«
  - »Ich liebe mich genau so, wie ich bin.«
  - »Ich nehme mich selbst – so wie ich bin – liebevoll an.«
  - »Ich vertraue der Liebe und ich glaube an die Liebe.«
  - »Ich öffne mein Herz für die Liebe.«
  - »Ich schaue mit den Augen der Liebe in die Welt.«
  - »Ich gebe und empfange mit offenem Herzen und verbinde mich so mit allen Wesen.«
  - »Ich liebe und bin geliebt.«
  - »Ich öffne mein Herz für die Freuden und Wunder des Lebens.«
  - »Ich empfange Wunder.«
  - »Ich bin Liebe.«
- Atme nun einige Male tief ein und aus und löse die Herzchakra-Mudra deiner Hände. Spüre den Zuwachs an liebevoller Lebensenergie in dir. Nun genieße noch eine Weile die Energien deines geöffneten Herzchakras.
- Komme langsam ins Hier und Jetzt zurück. Wie fühlst du dich? Was hat sich verändert? Spüre nach.

Düfte, Pflanzen, Bachblüten und Edelsteine[61]

Es gibt noch viele weitere sanfte kleine »Helferlein«, um dein Herzchakra zu unterstützen. Einige davon möchte ich dir gerne vorstellen. Du kannst sie wunderbar nebenher in deinem Alltag anwenden. Ich empfehle dir, sie mindestens einmal eine Woche lang auszuprobieren. Wenn dir der jeweilige kleine Helfer guttut, dann bleibe doch mindestens 21 Tage dabei. Und hier sind sie:

- *Aromatherapie:* Einige ätherische Öle regen das Herzchakra besonders gut an. Dazu gehören vor allem Rose, Jasmin, Estragon, Tuberose und Rosengeranie. Bei der Auswahl der richtigen Essenz solltest du deiner Nase und deiner Intuition folgen. Gib dazu über den Tag verteilt immer wieder einige Tropfen deines Lieblingsöls in eine Duftlampe. Du kannst auch einige Tropfen in ein Taschentuch träufeln und regelmäßig daran schnuppern:
  - *Rosenbäder* können das Herzzentrum schnell harmonisieren. Mische dazu 8 Tropfen Rosenöl mit 100 Milliliter Sahne und gib diese Mischung in dein Badewasser.
  - Für eine Chakra-Duftmassage empfiehlt sich eine Mischung aus *Jasmin* und *Estragon*. Als Basisöl kannst du Jojoba- oder Sesamöl verwenden. Gib dazu auf 1 Esslöffel Basisöl 2 Tropfen Jasmin und 3 Tropfen Estragon. Massiere mit dieser wunderbar duftenden Mischung deinen Brustbereich. Arbeite dabei so lange mit kreisenden und streichenden Bewegungen, bis das Öl in die Haut eingezogen ist.
- *Pflanzenheilkunde:* Mit Heilpflanzen kannst du das Herzchakra über den Körper stärken. Rose, Weißdorn, Thymian und Melisse sind sehr gut dafür geeignet:
  - So kannst du dir täglich einen Tee aus getrockneten *Rosenblüten* aufbrühen. Nimm dazu je nach Tassengröße bis zu 1 Esslöffel Rosenblüten und übergieße sie mit kochendem Wasser.
  - Eine weitere Möglichkeit ist Melissen- oder Weißdorntee. *Weißdorn* unterstützt die Herz-Kreislauf-Prozesse und wirkt sich dadurch indirekt auf das Herzchakra aus. Du kannst täglich bis zu 2 große Tassen davon trinken. Übergieße hierfür 1 Esslöffel getrockneten Weißdorn mit 250 Milliliter kochendem Wasser und lass den Tee bis zu 15 Minuten ziehen, seihe dann ab.
  - Auch mit *Melisse* kannst du dir einen Tee zubereiten. Nimm dafür 1 Esslöffel getrocknete Melissenblätter und übergieße

diese mit 250 Milliliter kochendem Wasser. Lasse den Sud acht Minuten lang ziehen und seihe den Tee anschließend ab.

- *Edelsteintherapie:* Besonders gut eignen sich für das Herzchakra die Edelsteine Aventurin, Peridot, Smaragd, Chrysopras, Jade, Malachit und Rosenquarz. Sie können das Herzchakra heilen und harmonisieren. Wähle intuitiv einen dieser Steine aus und trage ihn auf der Haut, zum Beispiel mit einer Kette. Besonders günstig ist es sicherlich, wenn der Stein tatsächlich auf Höhe des Herzchakras ist. Du kannst die Steine auch als Handschmeichler nutzen. Ihre Energie wird sehr gut über die Handchakren aufgenommen (neben den sieben besprochenen Hauptchakren gibt es noch viele solcher Energiezentren im Körper). Ein sehr bewährter Herzöffner ist *Jade*. Der Stein wirkt gleichzeitig beruhigend und harmonisierend auf das Herzchakra. Das kannst du sehr gerne einmal ausprobieren. Lege dich dazu entspannt auf den Rücken und platziere den Jadestein auf Höhe deines Herzchakras. Schließe nun die Augen und konzentriere dich auf dein Herzchakra. Spüre nach, wie der Jadestein auf dein Herzchakra wirkt.
- *Bachblüten-Therapie:* Die speziell aufbereiteten Essenzen sind aus Blüten hergestellt und wirken vor allem auf den seelisch-psychischen Bereich des Menschen. Sie wurden von dem englischen Arzt Dr. Edward Bach (1886–1936) entwickelt. Die Bachblüte, die dem Herzchakra am meisten zugeordnet wird, ist *Chicory* (Zichorie). Sie gilt als Beziehungsblüte und hilft, sich aus symbiotischen Beziehungen zu lösen, sodass die Liebe freier und mehr im Loslassen fließen kann. Weitere Bachblüten, die dein Herzchakra öffnen können, sind Willow (Weide), Centaury (Tausendgüldenkraut), Red Chestnut (Rote Kastanie), Holly (Stechpalme) und Walnut (Walnuss). Für eine Mischung kannst du bist zu sechs Blüten gleichzeitig ansetzen. Nimm dazu eine braune 30-Milliliter-Tropfpipettenflasche, und gib 3 Tropfen von jeder Blütenessenz in das Fläschchen, fülle den Rest mit stillem Wasser auf. Bewahre die Flasche im

Kühlschrank auf. Wenn du etwas Alkohol dazugibst, wie einige Tropfen Wodka, ist die Flasche länger haltbar. Empfohlen werden viermal täglich 4 Tropfen, gerne über einen Zeitraum von 21 Tagen. Die Blüten wie auch die Pipettenflasche kannst du im Internet bestellen. Außerdem führen ausgesuchte Apotheken ebenfalls Bachblüten und mischen auch selbst an.

Mit Achtsamkeit das Herzchakra aktivieren

Darüber hinaus kannst du dein Herzchakra schon mit ein wenig Achtsamkeit auch in deinem Alltag aktivieren:

- Sei liebevoll zu dir. Tue dir jeden Tag etwas Gutes, und genieße das.
- Entwickle Mitgefühl für dich und andere, zum Beispiel durch das Praktizieren der Metta-Meditation.
- Nutze die Farben Grün und Rosa. Beide aktivieren und harmonisieren das Herzchakra. So kannst du rosa oder grüne Kleidung tragen, dein Zimmer roséfarben oder grün streichen, grüne Pflanzen aufstellen und vieles mehr.
- Berühre und umarme dich selbst und lass dich von lieben Menschen berühren und umarmen. Umarme selbst aktiv andere Menschen.
- Höre Musik, die dein Herz berührt.

Übung: Herzreinigung mit der violetten Flamme

Eine weitere schöne Übung, die mir gezeigt wurde, ist die »Herzreinigung mit der violetten Flamme«. Auch sie kann dir helfen, dein Herz von altem Ballast zu befreien, vielleicht magst du sie einmal ausprobieren.

Ablauf:

- Erde und zentriere dich wie gewohnt.
- Konzentriere dich auf dein Herz: Was nimmst du wahr, wie fühlt es sich an – hell, dunkel, leicht, schwer, eng, weit …? Wie offen ist es, wie fühlst du dein Herz – ist es frei oder sind da Schichten von Schmerz, Trauer oder anderen Gefühlen in und auf deinem Herzen?
- Sprich nun dreimal laut: »Ich rufe die violette Flamme in mein Herz.« Stelle dir vor, wie eine violette Flamme in und um dein Herz lodert. Stelle dir diese Flamme so vor, wie es angenehm für dich ist. Falls dir die Flamme zu mächtig erscheint, dann stelle dir einfach ein violettes Licht vor.
- Bitte nun die violette Flamme laut aussprechend: »Violette Flamme, bitte reinige mein Herz von allem Schmerz, aller Trauer, von allen dunklen Schichten.« Bleibe mit deiner Aufmerksamkeit fünf bis zehn Minuten bei dieser Vorstellung und nimm wahr, wie sich dein Herz verändert, wie alter Ballast transformiert wird, wie dein Herz gereinigt und gestärkt wird, sodass es frei ist für die Liebe, für deine eigene Herzensliebe zu dir selbst, sodass du die Liebe in deinem Herzen überhaupt einmal spüren kannst.
- Wenn du magst, unterstütze die Übung mit deinem Atem. Atme mit jedem Einatmen die violette Flamme in dein Herz und mit jedem Ausatmen all den alten Ballast hinaus.
- Wie fühlst du dich jetzt, was hat sich verändert?
- Wenn du magst, baue diese Übung jeden Tag in dein Morgenritual ein und mache sie mindestens 21 Tage. Schaue, was sich in dir, in deinem Leben und in deinem Herzen verändert.

Resümee:
Dein Herz heilt

Am Anfang dieses Buches war ich mir noch unsicher – konnte das sein, was mir durchgegeben wurde? Sollte es wirklich nötig sein, das Herz bewusst zu heilen? Konnte es tatsächlich sein, dass im Herzen Erinnerungen, Emotionen und Traumata gespeichert werden? Und dass dazu noch im hinteren Teil des Herzens die Seele sitzt? Jetzt, nach den Feedbacks meiner KlientInnen und eigener Selbsterfahrung, möchte ich sagen: ja! Es scheint so zu sein!

Was bedeutet das für mich und uns alle? Für mich als Traumatherapeutin bedeutet dies, dass ich nun einen viel stärkeren Fokus auf das Herz meiner KlientInnen haben werde. Und dieses bewusster in die Therapie mit einbeziehen werde. Für dich als LeserIn bedeutet es, dass du ein erstes eigenes Werkzeug für deine Herzheilung in deinen Händen hältst! Nutze es! Und gib nicht auf: Wenn du nicht vorankommst, suche dir Hilfe, dann ist vielleicht erst mal Traumatherapie oder anderes angesagt.

Ich freue mich sehr, dass ich diesen Weg gegangen bin, dass ich vertraut habe auf das, was mir gesagt und gezeigt wurde, auch wenn es so neu für mich war. Es hat sich gelohnt und ich weiß sehr sicher, dass noch viele weitere Übungen ihren Weg zu mir finden werden. Das hier ist erst der Anfang. Und das freut mich noch mehr, denn diese Welt, wir Menschen müssen so dringend heiler werden. Wir brauchen deutlich effizientere Werkzeuge und Techniken, um zu heilen, denn wir alle tragen so viele Narben und Schmerzen in unseren Herzen. Das darf und soll nun aufhören. Schmerz gehört zum Leben dazu, natürlich, aber er sollte nicht wesensbestimmend werden und das eigene Leben dominieren.

In diesem Sinne: Ich forsche weiter, für mich, für dich und damit unsere Welt besser werden möge! Ich lasse von mir hören, es bleibt spannend!

Ich wünsche dir alles Gute auf deinem Weg! Und denk dran, getreu nach »Rosenstolz«:[62]

Liebe ist alles!

Deine Christine Seidel

Dank

Der Dank steht immer am Ende eines Buches, wird also verfasst, wenn der gesamte Schreibprozess schon zu Ende, das Baby also quasi auf der Welt ist. Die »Schwangerschaft«, um im Bild zu bleiben, verlief diesmal sehr unterschiedlich. Die Idee und der Wunsch, ein drittes Buch zu schreiben, die gab es von meiner Seite und der meines Verlages schon eine ganze Zeit. Es hat dann aber doch noch gedauert, bis sich während einer Meditation zwischen den Jahren von 2021 auf 2022 eine ganz konkrete Idee bildete oder, besser gesagt, mir durch die geistige Welt eingegeben wurde: Schreibe doch über den energetischen und spirituellen Teil deiner Arbeit, das wird wieder vielen Menschen helfen. So war die Anweisung, und ich bekam auch direkt ganz schnell den Inhalt durchgegeben. Das Exposé inklusive Inhaltsverzeichnis schrieb ich an drei Wochenenden.

Meine Lektorin Elena Grunwald war sofort begeistert und nahm mein Buch direkt ins Programm auf. Sie setzte sich sehr dafür und auch für mich ein. Dadurch war es mir möglich, diesmal viel entspannter und mit mehr Zeit zu schreiben, mir sogar längere Schreibauszeiten zu nehmen, da sie mir die Konditionen dafür geschaffen hat. So konnte ich die erste Hälfte dieses Buches zum Teil auf Teneriffa schreiben. Liebe Elena, dafür danke ich dir sehr! Du bist eine wirklich gute Lektorin und ein feiner Mensch!

Die zweite Hälfte meines Buches entstand dann unter deutlich herausfordernderen Umständen sowohl privater als auch gesundheitlicher Natur. Das war ein harter und vor allem unvorhergesehener Ritt! So wie eine Schwangerschaft eben sein kann – unberechenbar. Du kannst dein Bestes geben, aber du hast es nicht in der Hand. Umso mehr möchte ich mich für die Begleitung in dieser nicht einfachen Zeit bedanken, insbesondere aus meinem Freundeskreis.

Ich danke an allererster Stelle meiner besten Freundin Anne! Anne, du hast immer an meiner Seite gestanden, mich mit vielen WhatsApp-Nachrichten begleitet, meine Übungen ausprobiert, für mich »geschaut«, mir Feedback gegeben – ich sage nur von ganzem Herzen: danke, danke, danke!

Ich danke meinem Freund und Kollegen Bernd Borchert, dass er mir so geduldig geholfen hat, zu channeln und Übungen für dieses Buch zu kreieren. Ohne Bernd hätte ich weder jemals mit dem Channeln angefangen noch wäre ich in Kontakt mit den lichtvollen Sternenrassen gekommen. Allein durch ihn und seine fantastischen Kurse konnte ich mich überhaupt dahin entwickeln. Seine Kurse kann ich nur jedem wärmstens ans Herz legen! Viele meiner KlientInnen haben, so sie stabil und diesbezüglich geeignet waren, enorme Schritte damit gemacht (mehr dazu unter www.spiritual-evolution.de). Lieber Bernd, ich danke dir für deine liebevolle, humorvolle und kompetente Unterstützung und die umfangreichen Materialien, die du mir für dieses Buch zur Verfügung gestellt hast! Danke, danke, danke!

Ich danke weiter meiner Freundin Iris für ihr Dasein und ihre schöne tägliche Begleitung, auch über die Ferne. Danke, liebe Iris!

Ich danke meiner Tochter Kira, dass sie nun schon seit über einem Jahr bei mir ist und wir zusammen in unserer tollen Frauen-WG leben, in der für uns beide so viel Liebe und Heilung passieren durfte. Liebe Kira, es ist wunderbar mit dir und du bist eines der größten Geschenke in diesem Leben für mich! Ich bin sehr stolz auf dich!

Ich danke meinem Kollegen Jens Pingel für seine fachlich kompetente Unterstützung zum Thema »Karma«, für sein liebevolles »Buddha-Sein« und seinen Glauben an mich. Danke, lieber Jens!

Ich danke dem Psychotherapeuten Marco Staats für seine wertvollen Tipps und die Bereitstellung seiner Erweiterung der Hawkin'schen Bewusstseinsskala für mein Buch. Lieber Herr Staats, welche wunderbare Fügung, dass Sie gerade mein letztes Buch lesen wollten, als ich Sie im Internet fand. So haben wir uns beide über unseren Kontakt gefreut. Und schön, dass wir beide auch mit unserer spirituellen Arbeit so auf einer Wellenlänge sind, das hat mir gutgetan! Danke!

Und ich danke allen meinen Freunden und KlientInnen, die die Übungen für mich ausprobiert und mich damit sehr unterstützt haben!

Ich danke vor allem meinen KlientInnen, dass sie so viele Wochen auf mich verzichtet haben, da ich in der Schreibauszeit war, und dass sie das so hingenommen und akzeptiert und mir noch ganz viele gute Wünsche mit auf den Weg gegeben haben. Ich finde das nicht selbstverständlich, denn keine(r) verzichtet gerne zweimal fünf Wochen auf seine(n) TherapeutIn. Darüber hinaus wäre ohne die viele Arbeit und den reichen Erfahrungsschatz, die ich durch sie sammeln durfte, dieses Buch so nicht möglich gewesen. Also, meine Lieben: danke, danke, danke!

Ich danke meinem Redakteur Ralf Lay für sein kompetentes Lektorat. Herzlichen Dank, lieber Herr Lay!

Und ich danke meinen geistigen Helfern für diese gemeinsame, nicht immer einfache Reise zusammen! Zwischendurch hat es auch bei uns, wie in jeder guten Familie, manchmal heftig gekracht. Und trotzdem lieben wir uns natürlich und gehen den Weg zusammen weiter! Danke, danke, danke – ihr Lieben! Ohne euch wäre dieses Buch und wesentliche Inhalte nicht entstanden!

So, und nun geht dieses Buch-Baby in die Welt, und ich sage allen LeserInnen: Macht was draus! Lasst euch inspirieren, öffnet euch für Neues, habt Freude mit den Übungen. Ich wünsche euch allen ganz viel Heilung auf eurem Weg!

Zu diesem Buch gibt es nun auch Onlinekurse und Webinare. Mehr Infos dazu und zu meiner Arbeit findest du unter:

www.christine-seidel.com

Verwendete und weiterführende Literatur

Church, Dawson (2018): *Geist über Materie – Die erstaunliche Wissenschaft, wie das Gehirn die Realität erschafft*, Momanda Verlag, München

Church, Dawson (2020): *Bliss Brain – Angewandte neurowissenschaftliche Erkenntnisse für mehr Resilienz, Kreativität und Lebensfreude*, Momanda Verlag, München

Dale, Cyndi (2021): *Energieheilung für Stress, Trauma und chronische Beschwerden*, Lotos Verlag, München

Dispenza, Dr. Joe (6. Auflage 2017): *Du bist das Placebo – Bewusstsein wird Materie*, KOHA Verlag, Burgrain

Duprée, Ulrich (12. Auflage 2013): *Ho'oponopono. Das Hawaiianische Vergebungsritual*, Schirner Verlag, Darmstadt

Fleck, Dr. Anne (2021): *Energy! Der gesunde Weg aus dem Müdigkeitslabyrinth*, dtv, München

Francia, Luisa (2008): *Kubabas Granatapfel. Meine Reise zur Heilung*, Nymphenburger Verlag, München

Friedl, Dr. Reinhard (4. Auflage 2019): *Der Takt des Lebens. Warum das Herz unser wichtigstes Sinnesorgan ist*, Goldmann Verlag, München

Govinda, Kalashatra (2002): *Chakra Praxisbuch. Spirituelle Übungen für Gesundheit, Harmonie und innere Kraft*, Ludwig Buchverlag, München

Hawkins, David R. (2014): *Loslassen. Der Pfad widerstandsloser Kapitulation*, Sheema Medien-Verlag, Bad Endorf

Hübl, Thomas (2021): *Kollektives Trauma heilen. Persönliche und globale Krisen verstehen und als Chance nutzen*, Irisiana Verlag, München

Klemm, Pavlina (2022): *Lichtbotschaften von den Plejaden 8. Im Feld der Heilung*, AMRA Verlag, Hanau

Lazar, Prof. Dr. Oliver S. (2. Auflage 2021): *Jenseits von Materie. Bewegende Erfahrungen eines Wissenschaftlers mit der geistigen Welt und der Jenseitsforschung*, Giger Verlag, Altendorf

Lemmrich, Christine (2012): *Theta-Balance. Die neue Dimension energetischen Heilens*, MensSana bei Knaur, München

Mankevich, Maxim (2022): *Soul Master. Wie du deine Seelenkräfte entfesselst und das Universum auf deine Seite bringst*, Gräfe und Unzer Verlag, München

McTaggart, Lynne (2. Auflage 2008): *Mit Gedankenkraft die Welt verändern. Globale Experimente mit fokussierter Energie*, VAK, Kirchzarten

Quan Yin, Amorah (1998): *Das Plejadenarbeitsbuch. Ein Übungs- und Meditationsbuch für die Praxis*, Goldmann Verlag, München

Seidel, Christine (2020): *Wenn die Seele nicht heilen will. Wie alte Verletzungen zu (Re-)Traumatisierung führen können und wie man sie überwindet*, mvg Verlag, München

Virtue, Doreen (2006): *Erzengel und wie man sie ruft*, Allegria Verlag, Berlin

Walch, Sylvester (2012): *Dimensionen der menschlichen Seele – Heilung und Entwicklung durch veränderte Bewusstseinszustände*, Patmos Verlag, Düsseldorf/Zürich

Wall, Vicky (2020): *Aura Soma. Das Wunder der Farbheilung und die Geschichte eines Lebens*, 5. Auflage der überarbeiteten und erweiterten Fassung, Hans Nietsch Verlag, Rossdorf

Endnoten

1 Seidel, C. (2020): *Wenn die Seele nicht heilen will. Wie alte Verletzungen zu (Re-)Traumatisierung führen können und wie man sie überwindet*, mvg Verlag, München.

2 Übernommen aus Govinda, Kalashatra (2002): *Chakra Praxisbuch – Spirituelle Übungen für Gesundheit, Harmonie und innere Kraft*, Ludwig Buchverlag, München.

3 Lazar, Prof. Dr. Oliver S. (2. Auflage 2021): *Jenseits von Materie – Bewegende Erfahrungen eines Wissenschaftlers mit der geistigen Welt und der Jenseitsforschung*, Giger Verlag, Altendorf.

4 Angelehnt und modifiziert an eine Übung aus dem Buch Quan Yin, Amorah (1998): *Das Plejadenarbeitsbuch. Ein Übungs- und Meditationsbuch für die Praxis*, Goldmann Verlag, München, S. 357 ff.

5 Church, Dawson (2018): *Geist über Materie. Die erstaunliche Wissenschaft, wie das Gehirn die Realität erschafft*, Momanda Verlag, Rosenheim.

6 In seinem Buch *Du bist das Placebo – Bewusstsein wird Materie* (KOHA Verlag, Burgrain, 6. Auflage 2017) beschreibt Dr. Joe Dispenza genau das mit vielen Fallbeispielen.

7 Ebenda, S. 214 und 215.

8 McTaggart, Lynne (2. Auflage 2008): *Mit Gedankenkraft die Welt verändern. Globale Experimente mit fokussierter Energie*, VAK, Kirchzarten.

9 National Institute for Integrative Healthcare, www.niih.org (abgerufen am 22.8.2022).

10 Francia, Luisa (2008): *Kubabas Granatapfel. Meine Reise zur Heilung*, Nymphenburger Verlag, München.

11 Auszugsweise aus meinem ersten Buch übernommen: Lemmrich,

Christine (2012): *Theta-Balance. Die neue Dimension energetischen Heilens*, MensSana bei Knaur, München.

12 Sakai, A., Suzuki, K., Nakamura, T., Norimura, T., und Tsuchiya, T. (1991): »Effects of pulsing electromagnetic fields on cultured cartilage cells«, *International Orthopaedics*, 15(4), S. 341–346.

13 Auszug aus Dispenza, a. a. O.

14 Weitere Infos unter https://jenseits-von-materie.de/ereams-studie/ (abgerufen am 16.8.2022) oder in seinem Buch *Jenseits von Materie*, a. a. O. »EREAMS« steht für empirical research of the effectiveness and authenticity of messages from spirit (etwa »empirische Erforschung der Wirksamkeit und Authentizität von Botschaften aus der geistigen Welt«).

15 Weltraumwetter & Sonnenaktivität, aktuelle Nachrichten und Informationen. Schumann-Frequenz, https://sonnen-sturm.info/schumann-frequenz (abgerufen am 9.8.2022).

16 Die Definition und alle weiteren Informationen zur Schumann-Resonanz sind angelehnt an die Ausführungen auf der Webseite »Schumann-Resonanz-Frequenz und deren Einfluss auf das menschliche Bewusstsein«, 3.2.2021, https://www.inspiriert-sein.de/schumann-resonanz-frequenz (abgerufen am 9.8.2022).

17 GFZ, Helmholtz-Zentrum Potsdam: Häufig gestellte Fragen zum Thema Erdmagnetismus, https://www.gfz-potsdam.de/magservice/faq/#c2260(abgerufen am 9.8.2022).

18 Abgerufen am 10.8.2022.

19 Die ursprüngliche Tabelle stammt von Hawkins, David R. (2014), aus seinem Buch *Loslassen. Der Pfad widerstandsloser Kapitulation.* Sheema-Medien-Verlag, Bad Endorf. Der Psychotherapeut Marco Staats hat diese Tabelle noch einmal erweitert und mir freundlicherweise zur Verfügung gestellt.

20 Angelehnt an Aussagen auf *https://www.newslichter.de/2022/01/vorschauportaltage-1-halbjahr-2022/ (abgerufen am 1.3.2022)*. Im Internet findest du mehrere Webseiten, welche die die aktuellen Portaltage

berechnen, wenn du den Begriff »Portaltage« in der Suchmaschine eingibst.

21 Eine Dissoziation ist ein Schutzmechanismus des Nervensystems, der bei jeglicher Traumatisierung eintritt. Stark vereinfacht gesagt, trennt sich hier der Geist vom Körper ab, damit ich das traumatische Geschehen überlebe, indem ich unter anderem nichts fühle.

22 Church, a. a. O.

23 Wenn du mehr dazu wissen möchtest, empfehle ich dir allerwärmstes das 2021 erschienene Buch *Kollektives Trauma heilen* von Thomas Hübl. Darin bezieht er sich auf zahlreiche Studien und zeigt vor allem Heilungsmöglichkeiten auf: *Kollektives Trauma heilen. Persönliche und globale Krisen verstehen und als Chance nutzen*, Irisiana Verlag, München.

24 Angelehnt an »Waldbaden: Erlebnis für Körper und Seele«, Kompass, https://www.kompass.de/magazin/inspiration/waldbaden/ (abgerufen am 15.8.2022).

25 Einen sehr schönen Überblick über die aufgestiegenen Meister und die Erzengel sowie ihre Unterstützung in den unterschiedlichsten Lebenslagen bietet Doreen Virtue in ihrem 2006 erschienen Buch *Erzengel und wie man sie ruft*, Allegria Verlag, Berlin.

26 Siehe die Plejaden-Reihe, zum Beispiel aus dem Jahr 2022: *Lichtbotschaften von den Plejaden 8. Im Feld der Heilung,* AMRA Verlag, Hanau.

27 Inhalt übernommen aus meinem ersten Buch: Lemmrich, a. a. O.

28 Angelehnt an eine Übung aus Quan Yin, a. a. O., S. 164 ff.

29 Angelehnt an Haffke, Annika: »Negative Glaubenssätze auflösen«, HelloBetter, 21.4.2021, https://hellobetter.de/blog/glaubenssaetze/ (abgerufen am 16.8.2022).

30 Seidel, a. a. O.

31 Vgl. Lemmrich, a. a. O.

32 Angelehnt an eine Übung aus dem Buch von Quan Yin, a. a. O., S. 170 ff., und modifiziert durch eigene Heilsitzungen und denen meiner Klienten.

33 Seidel, a. a. O.

34 Ebenda, S. 109 ff., 156 f.

35 Lemmrich, a. a. O.

36 Walch, Sylvester (2012): *Dimensionen der menschlichen Seele – Heilung und Entwicklung durch veränderte Bewusstseinszustände*, Patmos Verlag, Düsseldorf/Zürich.

37 Ebenda.

38 Lemmrich, a. a. O.

39 Vgl. Duprée, Ulrich Emil (12. Auflage 2013): *Ho'oponopono. Das Hawaiianische Vergebungsritual*, Schirner Verlag, Darmstadt.

40 Diese Clearing-Technik stammt ursprünglich von Gilliland, James, ECETI, o. D., https://www.eceti.org/clearing-technique.html (abgerufen am 18.8.2022).

41 Die Zentimeterwerte zu den feinstofflichen Körpern sind nur Richtwerte – es existieren hier sehr unterschiedliche Angaben. Teilweise hängt das auch damit zusammen, wie viel Energie in den verschiedenen feinstofflichen Körpern ist. Ist ein Mensch zum Beispiel sehr emotional, dann kann sein Emotionalkörper sogar einen Durchmesser von mehreren Metern haben. Ist ein Mensch sehr im mentalen Bereich unterwegs, dann ist sein Mentalkörper sicher größer als hier angegeben. Wenn dir das zu kompliziert ist, dann stell dir einfach vor, dass die violette Flamme deine gesamte Aura (diese besteht aus Ätherkörper, Emotionalkörper, Mentalkörper und spirituellem Körper) durchdringt und reinigt. Die Aura umschließt, wie gesagt, deinen physischen Körper wie ein Ei. Gesunde Aura-Grenzen sind 60 bis 90 Zentimeter von der Körpergrenze entfernt.

42 Wall, Vicky (2020): *Aura-Soma. Das Wunder der Farbheilung und die Geschichte eines Lebens*, 5. Auflage der überarbeiteten und erweiterten Fassung, Hans Nietsch Verlag, Rossdorf.

43 Angelehnt und modifiziert an eine Übung aus dem Buch von Quan Yin, a. a. O., S. 144 ff.

44 Angelehnt an Fleck, Dr. Anne (2021): *Energy! Der gesunde Weg aus dem Müdigkeitslabyrinth*, dtv, München, S. 297 f.

45 Siehe auch Seidel, a. a. O., S. 163 ff.

46 Siehe auch ebenda.

47 Angelehnt an eine Übung aus dem Buch von Quan Yin, a. a. O, S. 213 ff.

48 Angelehnt an Informationen von Stropel, Miriam, und Alexandra Gowoy (2022): »Dankbarkeit üben mit Dankbarkeitsritualen«, 7Mind GmbH, https://www.7mind.de/magazin/dankbarkeit-dankbarkeitsrituale-ueben-lernen-tipps (abgerufen am 18.8.2022).

49 SEOM (2022): »Im Zeichen des Guten – Das SEOM Prinzip«, www.seommusic.de (abgerufen am 18.8.2022).

50 EMDR steht für Eye Movement Desensitization and Reprocessing (Desensibilisierung und Verarbeitung durch Augenbewegungen). EMDR ist eine Form der Psychotherapie, mit der unter anderem die psychischen Folgen von Traumata behandelt werden, insbesondere die posttraumatische Belastungsstörung (PTBS).

51 Tubali, Shai (2022): »Clarity for Life«, www.shaitubali.com (abgerufen am 19.8.2022)

52 Seidel, a. a. O.

53 Vgl. Plahl, Silvia (19.5.2022): »Psychokardiologie. Wie die Seele das Herz schwächt oder stärkt«, SWR2, https://www.swr.de/swr2/wissen/psychokardiologie-wie-die-seele-das-herz-schwaecht-oder-staerkt-100.html (abgerufen am 19.8.2022).

54 Friedl, Dr. Reinhard (4. Auflage 2019): *Der Takt des Lebens. Warum das Herz unser wichtigstes Sinnesorgan ist,* Goldmann Verlag, München.

55 Vgl. ebenda.

56 Kostenloses Onlinetraining von HeartMath®, https://www.heartmath-

deutschland.de/seminar/heartmath-hrv-training-online/ (abgerufen am 19.8.2022).

57 Quelle: kostenloses Onlinetraining von HeartMath®, https://www.heartmathdeutschland.de/seminar/heartmath-hrv-training-online/ (abgerufen am 19.8.2022)

58 Kostenloses Onlinetraining von HeartMath®, https://www.heartmath-deutschland.de/seminar/heartmath-hrv-training-online/ (abgerufen am 19.8.2022).

59 Vgl. »Metta-Meditation. Liebende Güte für alle« (2022), Akademie Gesundes Leben, *https://www.akademie-gesundes-leben.de/blog/blogeintrag/metta*-meditation-liebende-guete-fuer-alle (abgerufen am 19.8.2022).

60 Auszugsweise übernommen aus Govinda, a. a. O., S. 153 und S. 258.

61 Auszugweise übernommen aus Govinda , a. a. O., S. 150–153.

62 Rosenstolz ist eine Berliner Band, einer ihrer wunderbaren Songs lautet »Liebe ist alles«.

Bildnachweis

S. 17, 25, 30, 76, 87, 172, 180, 196 Müjde Puzziferri, MP Medien, München

S. 74, 113 Tobias Prießner

S. 228 Shutterstock.com/Alena Solonshchikova

S. 229 Shutterstock.com/dityazemli

S. 231 Shutterstock.com/dityazemli, Shutterstock.com/Royyan Wijaya

Über die Autorin

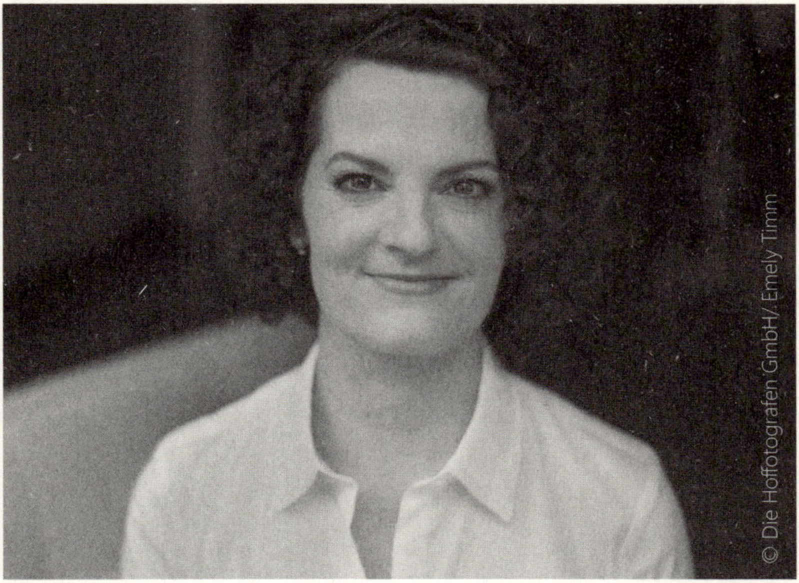

Christine Seidel arbeitet als Traumatherapeutin (HP) und energetischer Coach in ihrer eigenen Praxis in Berlin. Sie ist Dipl. Sozialpädagogin, Heilpraktikerin Psychotherapie, Vortragende und Autorin. Ihr erstes Buch »Theta-Balance« erschien 2012, in ihrem zweiten Buch »Wenn die Seele nicht heilen will« gibt Christine Seidel all ihr Wissen und viele Übungen zum Thema Trauma weiter. Ihr neuestes Buch »Dein Herz heilt« knüpft an ihren Ansatz an, die Leser selbst zu ermächtigen und sie bei ihrer Heilung zu unterstützen. Dazu erläutert sie energetische Techniken, inklusive vieler Übungen und Fallbeispiele. Zu ihren Büchern gibt es Webinare und Online-Kurse. Diese findest du unter: www.christine-seidel.com und www.traumatherapiepraxis-berlin.de